大 脑

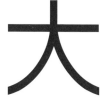
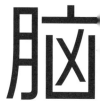

[美] 布雷特·斯特卡 著

漆璇 王颖 杨彦 译

U0335791

HISTORY
of the
HUMAN
BRAIN

完整认识大脑的过去、现在与未来

发现影响人类命运的"暗线"

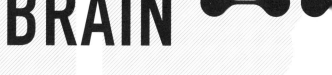

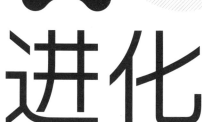

进化 简史

CTS K 湖南科学技术出版社·长沙

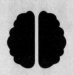

Contents 目录

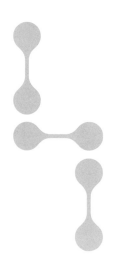

第三章   Part 3   食物，火，以及人类大脑的未来

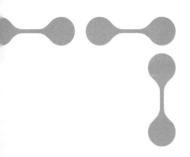

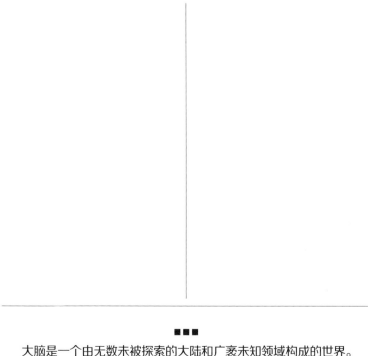

■ ■ ■

大脑是一个由无数未被探索的大陆和广袤未知领域构成的世界。

—— **圣地亚哥·拉蒙·卡哈尔**

（1906 年诺贝尔生理学或医学奖获得者）

■ ■ ■

我曾经听说人类大脑是迄今为止进化的巅峰，

但我认为它的设计其实非常不利于生存。

—— **库尔特·冯内古特**

（美国著名作家）

Prologue

序言

● 2015 年 5 月，我在加拿大度过了一星期，对美国精神病学会年会进行了报道。

记得那是一个只有医生和轮班工人才会那么早工作的清晨，我漫步在多伦多会议中心的走廊上，遇到了一个热闹场景，这也成为我写这本书的契机。一群人聚集在一起参加一年一度的"食物与大脑"专题会议，会议总结了关于饮食如何影响心理健康的最新数据。穿过人群，我看到哥伦比亚大学精神科医生德鲁·拉姆齐正在分发生蚝。

一大清早就看到生蚝的汁水顺着一群精神科医生的胡子向下淌的场景，有点令人不适。但接下来的演讲却是截然相反。在三个小时的演讲中，拉姆齐和精神科医生埃米莉·迪恩斯详细阐述了饮食如何影响我们的大脑健康和精神状态，以及在数百万年的进化中，我们的饮食及其获取和加工的方式如何塑造了我们最奇妙的器官。作为一名转型为健康和科学记者的医学博士，我从多年的医学培训和神经科学研究中已经知道某些饮食模式对大脑健康有益或有害，但我从未从进化的角度考虑这些问题。这次演讲让我对大脑发育的影响因素产生了好奇。

　　追溯人类的生存史，我们会发现杂食对人类的生存至关重要。多样化的饮食意味着我们可以适应气候变化带来的食物供应波动。即使温暖期导致森林果实减少，平原的地下块茎类植物也足够我们的祖先果腹了。有人认为海鲜拯救了人类——早期的智人在非洲沿海学会了收集和破开贝类（比如拉姆齐分发的生蚝）。几乎所有研究人类进化的学者都认为，如果没有食用肉类促进颅骨扩张，那如今的我们可能还顶着比现在小得多的大脑，围坐在原始的篝火旁。成为食肉动物是人类进化历程中引人注目的转折之一，这有助于我们大脑体积的发育。在非洲草原上，人类学会觅食和猎捕羚羊后，又学会了利用火烹饪猎物，而保存完好、更易消化的食物又进一步引导了我们的智力发展。

　　尽管我提到了食肉，但我并不是在呼吁人们去食用肉类，饮食选择只是影响人类演变的诸多因素之一。同样重要的是我们获取和处理食物的方式，以及如何狩猎、觅食和制作原始工具进行自保和屠宰。气候变迁对我们的饮食、生活方式和身体构造的影响也是至关重要的，社交和交流方式也在进化过程中随着时间发生了变化。经过数百万年的演化，这些因素共同塑造了我们人类这一物种和大脑。

记得在医学院的时候，进入解剖实验室几个月后我第一次接触到了人脑。那时，医学生通常已经习惯了福尔马林的刺鼻气味，对在充满尸体的屋子里度过数月所带来的精神冲击也已经习以为常。这是每个医学生都会经历的一部分。当时我22岁，看到了这个外表不甚吸引人的"果冻状物"，它重约1.4千克，我也清楚它将成为我未来事业的一部分。那时我深感震撼：我们的行为、个性和意识都源自那个棕褐色的、皱巴的球状物——所有这一切都源于大脑。

人类大脑的起源和演化是一个曲折的故事。从微小、简单的单细胞生物开始，地球生命经历众多奇特的海洋生物，进化出早期的细胞间交流，为后续融合为神经系统的神经元奠定了基础。之后历经多次分支演化，包括线虫、鱼、爬行动物、哺乳动物等，最终演化至2500万年前从其他灵长类动物分化出来的类人猿。几百万年后，我们的猿类祖先才与现代黑猩猩的共同祖先分开，所以黑猩猩及倭黑猩猩其实都是人类的近亲。在随后的岁月中，许多类人物种（即所有人属种）繁盛兴起，然而仅有智人存活至今。得益于偶然性和在自然环境中强大的适应性，我们的祖先智人克服了其他类人物种没能克服的困难。在非洲平原上，智人既不是最强壮的，也并非行动最迅捷的，是庞大而复杂的大脑使得我们有能力去影响这个星球的未来，而这正是其他物种不具备的能力。

各学科的研究人员正在通过基因组分析、远古工具复制和猿类行为研究来揭示人类进化的故事。这是一个漫长的认知历程，也引出了一个重要问题：我们的大脑究竟会走向何方？如今，利用诸如CRISPR这样的基因编辑技术，科学家们已经可以直接编辑我们的基因组，以删除有害基因、植入理想基因。史无前例地，我们能够采用人工手段精确地使遗传密码进化。一些人认为，环境因素如饮食习惯、化学物质接触以及技术影响，将导致我们的基因组发生改变，这种概念被称为表观遗传学（Epigenetics）。表观遗传学的观点是，生活中的环境变化会影响我们的染色体，虽然不会真正改变我们的基因序列，但这些改变往往也会被传递给我们的后代。也有人认为这种担忧毫无意义：在我们用基因工程培养出超级婴儿大军或因为吃太多薯片而导致认知崩溃之前，我们可能已经由于战争冲突、气候变化和人工智能的影响走向了灭绝。

人类大脑是目前我们所知的宇宙中最复杂的物质集合，但这并不代表我们比其他物种更重要或更优越。正如英国生物学家查尔斯·达尔文和阿尔弗雷德·华莱士所指出的，物种的产生和进化源于其遗传特征对于该物种在环境中生存和繁衍能力的影响。基因使生物体能够存活足够长的时间来传递它们的基因。在数量上，细菌是地球进化竞赛的胜利者，总数量达到了 5×10^{30} 个个体。蚂蚁和磷虾的数量也比人类多得多。另外，随着科学研究的不断深入，我们已经了解到，许多长期以来被认为是人类特有的认知能力其实在其他动物中也存在，特别是我们的猿族近亲。进化并不代表朝着智能或复杂的方向进行，人类也不应被认为是进化的领头羊。进化只是不同物种在适应不同环境的进程中，为了生存和繁衍所做出的努力。

我们的大脑在很多方面都是独特的，有好的一面，也有不好的一面。它是仁慈的，也是残酷的。它是唯一被认为可以思考并自我运作的实体。

在这本书中，我没有试图对人类大脑进化的所有科学文献进行全面调查，而是把来自神经生物学、进化生物学、人类学以及新兴的营养精神病学领域的主要理论结合起来，讲述地球生命诞生以来，人类大脑是如何出现和进化的，以及随着神经科学和技术在 21 世纪的快速发展，它可能会走向何方。在这个过程中，我回溯了我们大脑的起源：从史前的水域，到DNA的出现，以及可能挽救我们于灭顶之灾的沿海生蚝。这就是关于我们庞大而复杂的大脑的故事，以及它演化到今天的历程。

从动物中来

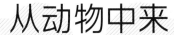

1
第一章
Part

■ ■ ■

智人也是一种动物，

尽管他们竭力想要忘掉这一事实。

——尤瓦尔·诺亚·赫拉利

（《人类简史》 作者）

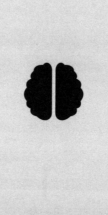

Very Ape

特别的 猿类

在美国加利福尼亚州的圣迭戈动物园里，有一只笨拙的、体重约204千克的大猩猩，名叫保罗·多恩。

多恩的简介上说它"英俊、富有魅力、爱打情骂俏"，它是圣迭戈动物园猴子小径上的"明星"。猴子小径是一条蜿蜒的高架步道游览区，其特色是展示各种濒临灭绝的灵长类动物。

2017年，我从酒店骑车去了这家著名的动物园，花了一个下午观察猿类的行为（也无意中顺带观察了一下整个圣迭戈县的学校系统）。众所周知，人类与其他猿类的DNA绝大部分是相同的，因此也和它们有着许多相同的特征和行为方式。在猴子小径待了几分钟以后，我

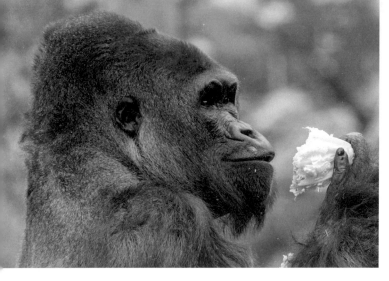

正在享用绿叶零食的保罗·多恩

更加深刻地理解到了我们与它们在探索世界的方式上是多么惊人地相似——根本不需要化石、行为研究和DNA序列就可以看出我们与它们之间的近亲关系（尽管这三方面都是证明这一事实的有力证据）。

当我走到保罗·多恩的围栏边时，它正独自坐在地上，目不转睛地盯着上方一位动物管理员手里的一棵卷心莴苣。当这棵绿色的圆球落下时，多恩用两只手接住了它，粗壮而灵活的手指从容地剥下菜叶，将它们一片一片地放入嘴中吃了起来。接着，它走到我站着的玻璃前，拿起一个带盖子的小纸盒坐下来，轻松地拧开盖子，取出了一块不知道是什么的大猩猩食物。多恩的行为不仅仅展示了动物寻找食物的本能，还透露出了思考和目的性，或者某种程度上甚至可以说是有一些"人性化"的特征。

在倭黑猩猩房里，一只名叫贝尔的三岁倭黑猩猩跳到它妈妈的背上，从妈妈的屁股上捡了一些东西，然后狂躁地击掌，最后抓着一连串的绳索荡远了。倭黑猩猩是黑猩猩的近亲，它们比黑猩猩更苗条，外表也更优雅（尽管它们像尼克松时代的汽车销售一样，留着两边分开、乱蓬蓬的奇怪发型）。人类学家常用"纤细优美"一词来形容它们。

像黑猩猩一样，倭黑猩猩也有着非常鲜明的个性。猴子小径两旁的标语牌显示，贝尔性格独立，而它的妈妈丽莎性情坚韧、受人尊敬，它们 16 岁的同伴维克则友好温和。尽管动物园将这里标识为"猴子小径"，但贝尔、丽莎、维克和多恩其实都不算猴子，它们是猿类，即在 2500 万年前从猴子进化而来的灵长类动物家族，其中较小的猿类包括长臂猿和合趾猿，而大猿又称原始人或原人（Hominids），即脑容量较大的猿类，包括红毛猩猩、大猩猩、黑猩猩、倭黑猩猩和人类。

科学家对人类进化和行为起源的了解，大部分来自对其他猿类和灵长类动物的观察和研究，它们的大脑与我们的大脑在进化上相关性最高，在认知能力、行为举止和复杂的社会生活方面也出奇地相似，甚至在利他主义和协同暴行方面也展现出相似的特征倾向。随便观察一下其他猿类的行为——即使只是在动物园中——也能够极大程度地击碎我们认为人类是一个特殊物种的自我认知。

从 20 世纪初开始，猿类解剖学所展现的进化关系逐渐被现代科学技术所证实。大约 700 万年前，人类才从与黑猩猩和倭黑猩猩的共同祖先中分离出来，因此在生物学上这两个物种是我们最近的亲戚。这两个物种在基因上与人类的关系比它们与大猩猩的关系更加密切。在加州之行的几周后，我与圣迭戈动物园的灵长类动物首席饲养员珍妮丝·麦克纳尼进行了一次交谈。麦克纳尼有超过十年的动物园管理经验，现在专门从事灵长类动物的相关工作。她说："观察倭黑猩猩的互动，几分钟内就能识别出它们的'类人'行为。"

与倭黑猩猩共处一段时间后，它们就会在人类面前展现一系列原本只在同类之间才会产生的行为和互动。喂食、玩耍和其他形式的积极刺激会逐渐降低它们对人类的戒心，它们会敞开心扉，自如地参与更复杂的社交互动，正如它们在野外一样。麦克纳尼曾经目睹它们在新生儿出生时的兴奋，以及在长者去世时的集体哀悼，这都与人类非常相似。虽然她非常注意避免将倭黑猩猩过度拟人化，但她认为人类与它们之间的共同之处是无法否认的。"我们来自共同的祖先，因此共同的遗传倾向让我们产生类似的行为，这很合理。"

后文我将会更详细地介绍，倭黑猩猩和黑猩猩给人的印象截然不同，许多灵长类动物学家认为这反映了人类的心理进化。在刻板印象里，黑猩猩是暴力狂，倭黑猩猩虽然是它们的亲戚，但比它们更和平、友好。由于来自共同的祖先，人类与这两个物种之间都有某些相似的特征。

虽然这个结论过于简单，但并非全无道理。研究表明，倭黑猩猩不仅会与它们的朋友和家人分享食物，还会将食物分享给不熟悉的倭黑猩猩群体（Tan，2013）。这种乐于帮助外来者的行为，被称为亲外表现（Xenophilia），指对陌生人、外国人、域外事物等所展现出来的亲近、喜爱等，这在除了智人之外的任何物种中几乎都是闻所未闻的。与黑猩猩和大多数其他灵长类动物不同，倭黑猩猩生活在母系社会，这意味着雌性掌握着大部分的社会权力，并联合起来制约品行不端的雄性。它们通过频繁的性行为帮助稳定社交圈。与之相反，通常更暴力的雄性，彼此之间则保持着令人惊讶的彬彬有礼（尽管它们仍然比人类男性暴力得多）。

杜克大学灵长类动物学家布赖恩·黑尔在接受《纽约时报》采访时评论道："大多数人对倭黑猩猩的了解就是它们有很多性生活。"但是黑尔觉得这并不是它们引人注意之处。"它们之所以吸引人，首要原因是它们不会互相残杀。"

而黑猩猩则和人类有着一个共同特征——经常杀死同物种成员，这一点与倭黑猩猩有显著区别。除了人类，黑猩猩是唯一已知的、会联合起来谋杀邻近同类族群的物种。如果不是那些母系氏族和倭黑猩猩的自我控制在我们基因组中留下的痕迹，人类可能会比现在更冲动、更暴力。不幸的是，我们体内似乎也有很多黑猩猩的痕迹，导致了人类的暴戾恣睢和反复无常。

20 世纪 60 年代，解剖学家出身的伯克利大学人类学教授舍伍德·沃什伯恩是研究灵长类动物行为的先驱。但英国人类学家珍·古道尔提高了这一领域的大众认知度,将猿类的行为和智力表现带入了公众的视野。20世纪60年代末,古道尔开始在坦桑尼亚贡贝国家公园研究野生黑猩猩的社会互动和行为。据称,她是唯一一个被黑猩猩群体完全接纳的人类(尽管她一直是里面地位最低的成员)。通过简单的观察,古道尔就已经意识到其他猿类的行为大概率都与人类密切相关。她留意到,和人类一样,黑猩猩也有鲜明的性格,而且有好有坏;有些外向,有些害羞;有些讨人喜欢,而有些则令人难以忍受。它们与家庭和族群建立了复杂的情感纽带;它们会拥抱彼此,会梳理毛发,会出于喜爱互相拍拍背。它们还会使用工具——黑猩猩会从树枝上摘下一片叶子,然后把它插进昆虫洞里,直到上面爬满美味。

　　古道尔的观察是人类对猿类心理的初次了解。如今,我们可以在视频平台上搜索到猿类画画、悲伤哭泣、玩游戏,看它们与创世纪乐队的首任主唱彼得·盖布瑞尔一起弹电子琴,和红辣椒乐队的贝斯手一起演奏贝斯。朝鲜一家动物园里有一只黑猩猩,每天抽20支香烟,它甚至还能自己点烟。我也曾亲眼见证,它们可以熟练地剥开一棵卷心莴苣。

　　就像保罗·多恩和圣迭戈的倭黑猩猩一样,猿类具有很强的交流能力,无论是通过声音还是手势,这一特征不仅表明了它们拥有自己的语言,还反映了它们与人类相似的社会性,例如同理心。正如我将要谈到的,对非人类灵长类动物如何感知他人并与他人互动的研究,帮助我们了解了我们的大脑和高度的社会性是如何形成的。

人类不是黑猩猩或任何其他现存猿类物种的直系后代。我们只是和它们拥有共同的祖先。自从与人类在进化上分开以来，如今的黑猩猩是经历了 700 多万年的不断进化的种类，毫无疑问它们与中新世晚期的祖辈有着很大不同——就像我们也已经不同于当时的人类祖先一样。因此，尽管有许多相似之处，但我们的大脑仍然不同于其他猿类，特别是在高级思维能力方面。我们解决问题的能力更强，情感和自我意识也更加发达。但总的来说，许多我们过去一直以为是人类独有的特质也存在于其他猿类身上，只是在我们数千年基因组的演变中，这些品质有的保留下来，有的弱化了，有的则越发凸显。

所谓的自然选择，主要指的是帮助我们适应、生存和繁殖的基因组发生变化。黑猩猩为何会联合起来攻击邻近的领地？可以肯定的是，这种行为至少部分是由于进化过程中获得的某些基因突变，为它们带来了一些生存优势。接下来，我将更深入地探究人脑进化的遗传学，以及某些基因变异如何塑造了我们不同于其他物种的特殊性。

有一句流行的科普谚语说，我们与黑猩猩的DNA有 98.5% 都是相同的。但实际上，人类与黑猩猩基因组的重叠率应该在 95% 左右。不管怎样，我们和它们在生物学上非常相似。人类和黑猩猩体内的蛋白质几乎相同，核苷酸（构成DNA的基本单位）也是如此。但是考虑到人类和老鼠的基因组也有 90% 是相同的（甚至我们和香蕉的DNA相似度也有 50%），因此，相似的基因序列显然并不是赋予我们共性的唯一因素。

除了基因以外，对我们的形态和功能有着同等重要影响（甚至可能是更重要的影响）的是环境如何与基因组相互作用，以及我们的基因是如何受到调控的。基因是对蛋白质进行编码的设计蓝图，而蛋白质维持我们身体的运行和生物功能。但我们99%的DNA根本不编码蛋白质，大多数遗传物质要么是无活性的状态，要么负责控制DNA的其他片段，打开或关闭某些基因。

在具有高度相似基因组的物种中，如何用在特定时间激活或抑制某个基因来解释物种之间的差异，科学家们对此的理解还处于早期阶段。在进化上，物种间差异的一个重要驱动因素是基因复制。沿着DNA链复制的基因，使得进化中产生某些试验性变化而不会导致严重后果。如果一个基因的复制副本发生突变，产生了一种新的技能或有益的特征，那是件大好事；如果突变导致基因受损或失去功能，那么另一个副本则可以进行弥补。

遗传学研究表明，自从在进化上与黑猩猩分开以来，人类基因谱系已经获得了近700个黑猩猩没有的重复基因，其中许多与大脑功能有关。同时，我们也失去了86个黑猩猩仍然拥有的基因副本。研究人员正在逐步确定哪些基因曾经影响（并且仍然在影响着）各种大脑功能。这将揭示出，在人类的自然历史中，特定的突变如何在某个时刻赋能了我们的大脑，将人类送上了高度认知化的道路。

毫无疑问，猿类研究让我们了解了人类进化和大脑功能的源头。

但在世界范围内，相关的研究正在逐渐减少，因为动物保护活动人士坚持游说政策制定者，认为猿类太过聪明且具有意识，不适合作为实验对象。2013 年，美国国立卫生研究院发布了一份报告，呼吁停止联邦政府支持的大多数黑猩猩研究。同年，参众两院通过了一项法案，扩大对美国各地猿类保护区的资助。从那时起，就像许多人类一样，数百只黑猩猩和红毛猩猩退居到佛罗里达州之类的地方。在那里，像猿类保护中心这样的组织为曾经被用于研究的以及被从动物园嘉年华上救出的猿类提供了一个家。最近，我和妻子、岳父岳母一起到那里参观时目睹了一只年轻的雌性黑猩猩一边用食指抚过嘴唇，一边冲着我岳母发出叫声。我们的导游介绍说，"之前有人教过它，这个动作表示女性。" 2017 年《纽约时报》的一篇文章讲述了 6 只曾被用于研究的黑猩猩抵达另一个猿类保护区，即佐治亚州的黑猩猩项目保护区的故事。记者詹姆斯·戈尔曼写道，"这群黑猩猩的轻松和快乐极具感染力，让在场的所有人都露出了笑容。黑猩猩会咂着嘴，抚摸彼此的生殖器。"

　　试图了解人类大脑是我们这个时代最激动人心的科学追求之一——科学家们正在研究大脑基因组学、绘制神经回路图，甚至在小塑料盘子里从零开始培养大脑。毫无疑问，我们会继续在动物园、保护区和野生猿类栖息地观察猿类的行为，但为了科学利益而摆弄圈养猿类的日子已经结束了。

　　让我们回到圣迭戈动物园的倭黑猩猩围栏，贝尔走近了观察窗，我们这群人入迷地看着它。我把手指放在玻璃上，它也做了同样的事情——仿佛重现了电影《E. T. 》中的标志性场景。它充满情绪的眼睛睁得大大的，笑着露出了满口牙齿。我用手指在玻璃上画着圈，它也开始追着我的手指画圈。大约一分钟后，它对此感到了无聊，于是走开了。

Life from No Life

从无机物中　诞生的

生　　命

● 大约 15 万年前的某个时候，智人一度濒临灭绝。

当我们的近亲大猩猩、黑猩猩和倭黑猩猩一如既往地四处乱跑，以及像尼安德特人（*Homo neanderthalensis*）和丹尼索瓦人（*Homo denisova*）这样的其他人类物种在现代欧洲、亚洲和中东繁衍生息时，智人却减少到只有几千人，在非洲南部的洞穴中苟延残喘。这是一段气候变化和食物产量的不稳定带来的艰难时期，但是我们聪明的大脑救了我们。

化石记录表明，当时的早期人类适应了环境，并找到了新的生存方式，比如追踪潮汐，以找到有着丰富营养的贝类的海滩。那时，我们学会了生火、做饭，用我们的智慧和创造力渡过难关。不久，我们将自己从灭绝的边缘拉了回来，并向世界各地迁徙。十几万年后，人类发展到了今天。

进化的力量和适应性让我们的种属——人属（Homo）成功生存了超过 200 万年，经历了资源匮乏以及许多次险些灭绝的危机。但是，人类大脑是从哪里来的呢？

正如表演家、喜剧演员史蒂夫·卡瑞尔在 2008 年接受《连线》杂志采访时所说："孩子们最初的知识储备不多，但是十分聪慧。孩子大脑学习知识的能力很强，就好像海绵吸水一样。"有意思的是，现代大脑的故事确实是从海绵这一海洋生物开始的。

海绵看起来没什么特别，它只是简单的、多孔的细胞集合物，一直被我们用来擦洗身体和厨具。它们没有器官，没有神经系统，只是默默无闻地躺在海底。

然而，海绵其实代表了一个进化的临界点，亚里士多德在达尔文之前 2000 多年就认识到了这一点。海绵在古希腊非常重要，支撑着活跃的潜水行业。荷马在《奥德赛》和《伊利亚特》两部作品中都曾提及海绵。《奥德赛》中有宫廷宴会后仆人"用干的海绵……擦桌子"的描述；而在《伊利亚特》中，身为锻造之神的铁匠赫菲斯托斯用海绵擦拭他的"眉毛和健壮的手臂"。亚里士多德认为，这些奇怪的海底生物介于植物和动物之间，虽然它们固着在海底，却具有原始的协调运动的能力——而这正是我们将生命归类为动物的决定性特征。他的看法并非毫无道理，现在生物学家普遍认为，海绵——或某种非常像海绵的东西——是地球上所有动物生命的共同祖先。如果这是真的，那么整个人类的存在都应该归功于下图中的东西：

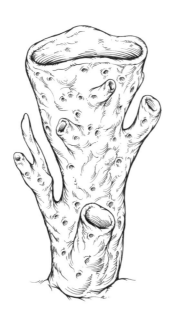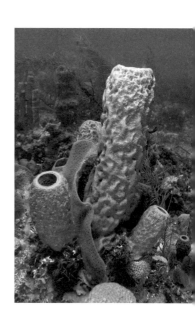

海绵是滤食动物——它们吸取水，从中滤出新鲜的食物（对它们来说，食物包括浮游生物和其他微小的碎屑），然后排出水和废物。它们的细胞通过蛋白质相互交流，并维持过滤过程的不断进行。遗传分析表明，这些蛋白质与神经元中发现的蛋白质非常相似，神经元是构成我们大脑和神经系统的主要细胞，使我们能够移动、感知、思考和体验奇异的意识世界（Wong，2019）。

　　但在我们深入了解大脑如何工作，以及它与海绵之间有何联系之前，让我们先探索一下海绵、细胞和DNA（地球上所有生命的螺旋状密码）最初是如何产生的。

　　一切的一切，都始于古代海洋中的一次偶然的化学反应。

　　45亿年前，在气体和尘埃组成的宇宙旋涡中，我们的星球诞生了。这个时期被称为冥古宙，以希腊的冥界之神哈迪斯命名，顾名思义，这是一个地狱般的时期：火山喷发，小行星撞击，海水蒸发变成蒸汽。

　　最终，星球逐渐平静下来，变为主要由岩石和水构成的世界。很快，某种接近于生命的东西从无机物中产生了，这个过程被称为"自然发生"。关于生命最初的"林肯积木"（曾在美国流行的一种儿童玩具）究竟是在何处组装起来，科学家们目前还争论不休，有的认为是在海洋表面，有的认为是在深海地热喷口中，还有人认为是在寒冷的冰池里。但是他们至少在一件事上达成了共识，那就是在 40 亿年前，地球上的某些元素搭配在一起，自发地组装成了类似于RNA和DNA的、能够自我复制的分子，这是构成生命的两种基本分子。DNA提供了我们的遗传密码，RNA将这些密码翻译为蛋白质，使得我们的细胞和机体能够正常运转。

　　剑桥大学的化学家约翰·萨瑟兰等科学家们发现，冥古宙时期，地球确实有合适的气候和足够的化学物质来产生嘌呤和嘧啶分子，这两种分子是RNA和DNA的基本结构成分。在一个与冥古宙时期截然不同的春日早晨，萨瑟兰在电话里向我介绍了他关于生命的分子起源理论。他坚信，在生命起源之时，地球上已经存在氢原子和氰化氢（一种在标准状态下为液体的剧毒无机物）。氰化氢的分子结构很简单，由一个氢原子、一个碳原子和一个氮原子组成。当暴露在紫外线辐射和二氧化硫中时，氰化物中的不同原子间发生电荷转移形成新的平衡，就会产生嘧啶；嘧啶和嘌呤一起，组装成了原始的RNA。而DNA的结构更复杂一些，因此可能出现得更晚。自然发生领域就这样进展到了一个关键节点，常见的化合物如氰化物也能够转化为生命所必需的其他分子，例如氨基酸和脂质的某些成分（Patel，2015；Herschy，2014）。

"仔细看这些化学反应的话，就会发现生命所必需的各种类型的分子之间存在着多么美妙的联系，"萨瑟兰在电话中说道，"在我们看来，这些分子的出现其实是互相促进的，因此某种程度上可以说是同时发生的。"

这个领域的研究人员一致认为，自然发生是可以通过化学相互作用来解释的——即生命是可以从无机物中产生的。但在哪些化学物质参与其中这一点上，他们尚未达成一致。科学家们还提出了几十种其他模型来解释有机物的起源，有的认为是从硫和铁中产生，有的认为是从锌和泥土中产生。英国生化学家和科学作家尼克·莱恩则认为，生命起源于二氧化碳和氢气。还有一些科学家认为，早期生命其实是在冥古宙大爆炸期间，由来自火星的陨石所带来的，因此从起源的角度来说，我们都是火星人。但其实，自然发生的不同阶段可能需要不同的元素和环境，因此上述每种模型都可能是正确的。

即使确定了生命的起源，也并不能回答"生命到底是什么"这个问题。"活着"到底意味着什么？"这个问题真的很难解释。"萨瑟兰承认。总体而言，他认为生命是从无机到有机的连续体中的某一个阶段，任何对生命的定义都应该包含自我复制和向下一代传递的特征。因此你可以说，当某个类似于RNA的单一分子经历了随机突变获得了某些物理和化学特性，使其易于进行自我复制时，生命就产生了。生命的另一个必需特征是个体的基因被独立地隔离开，于是，包含基因的个体们开始为生存而竞争，达尔文进化由此开始。

达尔文的进化论是一个非常简洁的概念：通过选择具有优势的遗传变异，生物体和物种会随着代际演变不断变化，以提高个体的生存和繁殖机会。达尔文将这种现象称为"后代渐变（Descent with modification）"。我们现在已经知道了这是DNA变异所产生的，DNA上的某些基因突变使得生物体更有可能在相应的环境中生存并繁衍后代，从而将这种突变遗传给下一代。而降低生存和繁衍机会的突变，则会逐渐从群体的基因库中被清除。达尔文将这种适者生存的现象命名为"自然选择"，英国博物学家和生物学家阿尔弗雷德·拉塞尔·华莱士也曾独立地提出这一观点。想象一下，当一只黑猩猩在森林中荡来荡去，寻找高高悬挂在树上的果实，那么能够赋予它长而有力的手臂的突变就会派上用场，增加它找到食物、寻觅配偶和生育后代的机会。但是对于那些徒步穿越草原的早期人类而言，这样的突变可能就没那么有用了，自然选择也就不会帮助其留存。

进化也可以通过另一种叫作遗传漂变（Genetic drift）的过程发生。当某个种群与其他种群分隔开来，基因组可能随着时间发生一些随机的改变，而非通过自然选择挑选某些特定的突变。

随着复杂的哺乳动物大脑的出现，许多物种开始承受高强度的进化压力，以保存与感知和智力有关的基因。但达尔文进化其实远早于这个阶段就已经出现了。它开始于一个复制的RNA分子与其他RNA分子变得不同的那一刻，这个RNA分子可能比同伴更优秀，也可能不如它们。但此时，曾经自由漂浮的这个复制分子，进化成一个有膜包绕的独立结构，看起来就像是生命的基本单位——细胞一样了。"自然选择确实需要不同个体之间的分隔，以防一个RNA上所产生的积极变化很快就传递给其他RNA，"萨瑟兰说，"要实现这一点，最好的方法就是将自己和其他RNA隔离开。"

这就是微观层面发生的适者生存。

古代微生物 ■

尽管不确定是何时、以何种方式，总之生命开始出现了。

可以肯定地说，我们的起源是在海洋之中的某处，以单细胞生物体的形式出现的，里面包含两条与RNA高度相似的遗传物质。我们还不能确定地球上第一个生命形式是何时出现的。但是得益于基因测序技术，我们可以在一定程度上准确地绘制出生命树，以此来推测原生生物出现的时间。

　　早期，从地球上原始的生物中产生了细菌和古菌，即三个生物域（细菌域、古菌域和真核生物域）的两个。这两种都是单细胞的生命形式，具有简单的内部结构和在其中自由漂浮的环状DNA。化石表明，细菌和古菌在数十亿年间形成了厚厚的微生物垫，在海洋中漂浮着冒着泡泡。在某个谱系的微生物中，DNA周围包绕了膜结构，形成了细胞核，这就产生了第三个生物域——真核生物域。"真核"其实是希腊语中的"真正的坚果"或者"真正的内核"，细胞核就是这颗坚果。起初，真核生物是单细胞生物，就像古菌和细菌一样。一百万年后，它们开始结合形成地球上第一个多细胞生命。

　　早期的微生物可以通过离子通道快速感知环境并做出反应，从而帮助自己生存。离子是带电荷的原子或原子团，在大多数情况下，细胞的半透性外膜会阻止其进入，而只允许特定的化学物质在某些特定的部位进出细胞。这就在细胞内外形成了电荷梯度。但是，当某种因素触发了离子通道，或者在细胞膜上打开了缺口时，离子就会冲进细胞，产生电流（Martinac，2008；Nature Education，2014）。单细胞生命上有着小尾巴一样的突起，就像一个小马达，这种电流可以为"马达"提供动力，帮助推动细胞接近食物、远离毒素和其他威胁，一步步接近我们现在所认识的生命的形态。博物学家约翰·缪尔甚至声称，这些"看不见的、调皮的微小生物"还有玩乐的能力，这一观点至少得到了一种现代意识理论的支持，但我们稍后再细说这个故事。

大约 35 亿年前，一种名为蓝藻的细菌开始将水、二氧化碳和阳光转化为糖类，用于提供能量——这个过程被称为光合作用。光合作用产生的副产品是氧气，对于当时地球上的许多生命而言，氧气其实是有毒的。随着蓝藻释放的氧气越来越多，大量微生物灭绝，这被称为"大氧化事件（Great Oxidation Event）"，它开辟了新的生态位，并将地球的大气层转化为如今动物们赖以生存的富氧环境。大量氧气会导致氧自由基的增加，从而造成DNA损伤。这可能给进化带来了选择压力，促使细胞进化出了核膜，以保护细胞核中的遗传物质。另外，对更有效的DNA修复机制的自然选择，可能是后续进化出"性别"的原因。不同性别的结合可以融合两个基因组，创造了遗传的多样性，这可以帮助后代适应不断变化的环境，并抛弃掉不利的突变。

几十亿年前的某个时刻，一个真核生物吞噬了一个细菌，将其变成了自己的线粒体，并可以在后代中传递和延续，这就是在我们的细胞中产生能量的小小机器的起源。在植物谱系中，被吞噬的细菌进化成了叶绿体，即植物细胞中发生光合作用的细胞器。叶绿体和线粒体都还保留着它们自己的小基因组，暗示它们也曾是独立的生物体。

时至今日，古菌和细菌仍然是微小的单细胞生物，但它们的祖先也产生了多细胞真核生物，所有植物和动物都是由真核生物进化而来。除了一些臭名昭著的细菌，如大肠杆菌和沙门氏菌，我们所熟悉的大多数生物，从酵母、土豆、松树，到灵长类动物，都是真核生物。自从走上了不同的分支，我们就和这些微生物远亲陷入了进化上的争斗。为了生存，我们日常使用抗生素来抗击微生物；而微生物也会发生变异，它们为了生存会产生抗药性，即使最强的医疗手段也对它们无可奈何。按照经典的达尔文模式，微生物能够更快地适应环境，甚至可以轻易打败最强的物种。进化出大脑可能是我们的优势，但这其实并不是进化成功的必要条件。

当生命体开始变大 ■

现在，我们回到海绵的故事。

多细胞生命一旦结合在一起，就会产生多种生命形式，包括各种类型的藻类。最先出现的是红藻，它至少在 16 亿年前就进化了出来，它的绿色近亲后来演化成了植物。为了追溯人类大脑的自然史，从现在开始，我将把重点放在进化成动物的生命分支上。

科学家们一般认为动物是呼吸氧气、消耗有机物，并可以有性繁殖的多细胞真核生物，它们在一个胚胎细胞的空心球囊中生长，并能够以某种方式移动。今天地球上所有的动物，从虫子到鱼再到人类，都是从数亿年前的一个共同祖先进化而来，而且它很可能与现代的海绵相似。由于缺乏DNA和化石证据，我们很难确定这种生物是何时出现的。与后来有骨骼结构的动物不同，早期的动物没有骨头，因此它们无法像有骨骼的动物一样作为化石被保留下来。

但是，如果比较现存动物的基因组，加上已存在的化石证据，科学家们认为最早的动物是由很多单个细胞结合成为固着的群落，并各自在其中承担特殊的功能。化石告诉我们，至少早在埃迪卡拉纪（6.35 亿至 5.41 亿年前），海底就已经布满了奇异多彩的杆状生物，它们在微生物之间来回游荡。那是地球上一段和平的时期，几乎不存在捕食者，因此被戏称为"埃迪卡拉花园"，以《圣经》中的天堂命名。埃迪卡拉纪生命与分形叶状体生命（Rangeomorphs）的关系最近，叶状体生命是一种高大美丽的生物，看上去有点像蕨类植物，会随着洋流优雅地摆动，呈现出粉色、红色或绿色（至少科学插画家们这样认为）。一些专家认为它们有可能是最早的动物，然而海绵的解剖结果并不支持这种说法（Knoll，2006）。

海绵的一部分由领细胞（Choanocytes）构成，这种细胞可以过滤水中的营养物质。领细胞的外观和功能都类似于动物的近亲——领鞭毛虫（Choanoflagellates）。领鞭毛虫是一种单细胞生物，具有鞭子一样的附肢结构，可以在水中游动，或者你可以把它想象成戴着小圆帽的精子。领鞭毛虫可以独立活动，也可以在特定环境下聚集成一个群体，在这个群体中，每个领鞭毛虫都有特定的角色。在我们共同的祖先身上可能也发生过类似的情况，这解释了复杂的多细胞生命是如何在动物界出现的。

基因数据和一块 7.6 亿年前的岩石中发现的海绵化石"奥塔维拉"表明，海绵是最早的动物，或者至少是早期动物之一（Brain，2012）。

领鞭毛虫，是现存生物中与
所有动物的亲缘关系最密切
的单细胞生物

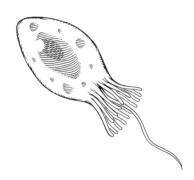

史密森尼国家自然历史博物馆化石
展厅中的一个立体模型，呈现了想
象中的埃迪卡拉纪的海洋，布满了
浮游生物、藻类和水母

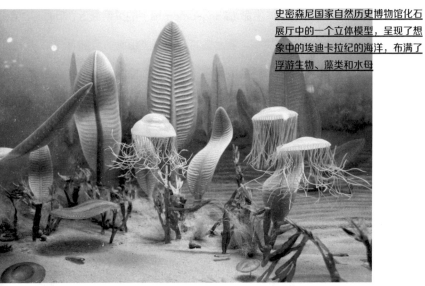

一些研究人员认为，无论最初组合成海绵或者类似茎状结构的细胞是
什么，它必须具有类似干细胞的特性，也就是说它能够发育成多种不
同类型的细胞。

即便我们发现了越来越多的化石、拥有了基因测序技术，但追踪

生物学的发展轨迹仍然是一项异常艰巨的工作。可以想象达尔文进化过程是一个多么折磨人的烂摊子，因为它在很大程度上基于随机突变。生命之树就像一株灌木，有着缠结的树干和突然截断的树枝，不断有物种灭绝，有物种适应新环境，又有新的物种产生。以大约 5.4 亿年前开始的寒武纪大爆发为例，长期以来，寒武纪被认为是大多数动物门出现以及特征形成的时期。但最近的研究表明，动物的多样性其实出现得更早，埃迪卡拉纪动物中就已经出现了坚硬的外壳、不同运动方式以及狩猎行为。动物进化的过程比我们之前所认为的更加漫长（Fox，2016）。

然而，即使生命的时间线时有调整，但大多数生物学家在动物进化的总体进程上达成了一致意见。在海绵之后，其他可以移动的多细胞生命很快也从谱系中分化出来，例如栉水母（Comb jelly），一种透明的蛋形团块状生物，有两条触手和很多被称为纤毛的微小突起，可以帮助它们游动。栉水母看上去和水母长得很像，而水母、珊瑚、海葵和扁盘动物（形状扁平的小型海底爬行动物）等出现的时期也非常早。大约在同一时期，第一种具有清晰的前、后、左、右特征的动物出现了，并因此赢得了"两侧对称动物（Bilateria）"这个名字。两侧对称动物身上出现了我们最熟悉的身体结构：嘴巴在前，肛门在后，二者中间则是管状的肠道。

一些两侧对称动物看上去就像小型的鳗鱼或者蠕虫，它们就是我们人类，以及一切脊椎动物的祖先。另一条进化分支是有甲的节肢动物，也就是现在的昆虫纲、蛛形纲和甲壳纲动物；还有一条分化成了软体动物，例如蜗牛、蛞蝓、蛤蜊和牡蛎。

顺带一提，鱿鱼、墨鱼和章鱼属于软体动物，它们的大脑在无脊椎动物中是最发达的，尤其是章鱼。章鱼这种高智商动物实际上有九个脑子，其神经解剖学上的结构十分特殊，以至于 2018 年 33 位科学家联名发表了一篇论文，严肃地暗示章鱼很有可能是外星人——它们的受精卵在冷冻状态下随着冰冷的陨石到达地球（Steele，2018）。

早期的许多动物都有着类似于神经系统的结构。栉水母和水母利用神经元构成的松散网络（称为神经网）来移动和进食，由此推测它们的祖先可能也是如此。蛤蜊和其他双壳纲软体动物，连同它们的单足，都由一个简单的神经元回路控制，来协调进食过程。但另一个重要的问题是，神经元本身是如何进化出来的。

神经元，或者说神经细胞，看起来就像是一个刚蹒跚学步的孩子捏出来的橡皮泥球。大多数神经元都有一个细长的突起，称为轴突，可以通过轴突向临近的神经元或肌肉细胞发送信号；另一端则有一系列树状的短突起，称为树突，用来接收来自其他神经元轴突的信号。

当我们看到、尝到、闻到或感觉到任何东西时，神经元就会将信息传递给大脑，然后大脑对这些信息进行处理并决定如何做出反应。如果感官输入的是一块刚从八百摄氏度的烤炉中烤出来的那不勒斯披萨，那么我们的嗅觉感受器和味觉感受器就会触发感觉神经元，这些感觉神经元与我们大脑的奖赏回路相连，奖赏回路则会触发大脑运动

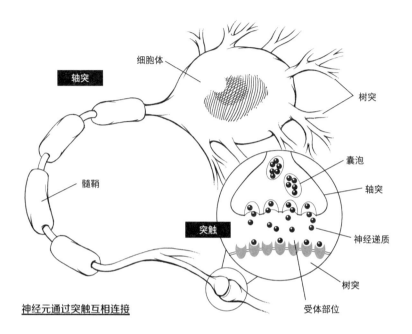

细胞体

轴突

树突

囊泡

轴突

髓鞘

突触

神经递质

树突

受体部位

神经元通过突触互相连接

中枢的神经元，向我们的手发出信号，于是我们拿起那片披萨，然后咬了一口。

这一切过程都是由离子通道产生的电流实现的。在我们的整个神经系统中，有一种被称为神经胶质细胞的支持细胞，它会在神经元的轴突上包裹一种叫作髓磷脂的脂类物质。在神经元上的大多数部位，髓磷脂会将离子与细胞隔离开来，但也有少数地方没有髓磷脂。在髓磷脂膜上会有间隔出现的间隙或者通道，可以允许离子进入，例如钠离子、钾离子和钙离子。离子进入神经元的过程和在其他细胞中发生的类似，只是由于髓磷脂将这种离子运动局限在了轴突上的某些特定位置，从而提高了神经传导的速度和效率。这就产生了一种被称为动作电位的电流，它会沿着轴突向下传递，使得 5-羟色胺（血清素）和多巴胺等神经递质在神经元的连接处——突触的位置被释放出来，神经递质就可以与相邻的细胞发生交流。在海绵细胞中可以找到这些用于细胞间交流的蛋白，这暗示着突触结构可能很快就会进化出现，为细胞网络和未来大脑的进化奠定了基础。

我们知道神经元并非是瞬间形成的，它们从相对简单的早期细胞进化而来，这个早期细胞很有可能是上皮细胞（构成我们皮肤的细胞）或领细胞（组合成早期动物生命的细胞）。海绵细胞利用细菌数十亿年来所依赖的离子通道进行交流，当离子穿过细胞膜时，化学信使就会被释放到邻近的细胞，其中包括一些与人类大脑和身体所使用的相同的神经递质，如谷氨酸、γ-氨基丁酸和一氧化氮。神经信号传递的过程也是从一些已经存在的细胞间相互作用进化而来的。在两侧对称动物中，无数条轴突被束在一起，形成了受到严密保护的神经，就像电视背面被塑料绳捆在一起的电线一样。

还应该说明的一点是，神经和神经元的作用不仅是相互交流，它们在进化方面还与肌肉之间存在密切的联系。神经元释放神经递质，使肌肉收缩，产生力量和移动。这两个系统是并行进化的，使得动物能够产生新的、更精细的移动方式，从而更好地游向食物并用嘴抓住它们。

德国生物学家德特勒夫·阿伦特在 2019 年的一篇论文中写道：

"神经元和神经系统的进化过程是动物进化中尚未被揭晓的重大谜团之一。"他对"我们祖先的脑细胞可能经历了多次独立进化"的观点持开放态度。栉水母、水母和我们这些两侧对称动物的神经元在形态和功能上都有显著的差异，所以即使同一物种也可能存在不同的神经细胞进化谱系。但它们很有可能都是从在海绵中发现的原始突触进化而来的。在 7 亿到 6 亿年前的某个时期，细胞开始了更有效的交流，这为某些长得像水母的祖先生物提供了进化上的优势。

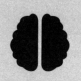

Fish, Head

鱼　和　头

 "从某种意义上来说，海绵打个喷嚏需要 20 分钟。"生物学家乔迪·帕普斯·蒙特塞拉特在去年给我的一封电子邮件中提到了这样一个事实。蒙特塞拉特在英国布里斯托尔大学教授遗传学和进化论。我曾经问过他关于神经元在早期动物中的作用。"像海绵这样没有神经系统或肌肉的动物，也可以对刺激做出反应，"他解释道，"但是需要很长的时间。"

海绵使用它们原始的细胞通信来收缩身体，但它们能够进行的运动就仅限于此了。而成熟的神经元给两侧对称动物带来了更快的速度、更强的协调能力，使得它们的生活变得更加刺激，但也更加危险。在一些物种中，那些能够快速、娴熟移动的物种会在进化中被选择，因为这种特质有助于它们获得食物，并避免被捕食。于是新出现的两侧对称结构与日益复杂的神经系统共同进化，以更好地在水中滑行。

蒙特塞拉特认为，两侧对称结构的主要优势可能是生态优势。像海绵和海葵这样的非两侧对称动物，要么不能移动（在寻找食物的时候就非常不利），要么像枇水母和水母一样，只能在水中大范围跳动，希望能撞上一顿美餐。水母在三维空间中捕食，几千年来一直维持着它们类似球状的外形。而两侧对称动物则更多在海底徘徊，这是一个二维空间，线性的结构和有方向性的移动是更为有利的。在海底，许多残骸会沉落到沙子中，营养丰富又易于获取。

如果说突触的形成归功于海绵，那么头部的出现就应该归功于两侧对称动物。科学家们的设想是，早期的两侧对称动物中发生了某种突变，使其身体一端的几个细胞变得对光线或化学物质更加敏感。这种感官的强化提高了它的生存和繁殖机会，因为它能够更好地感受环境，更灵敏地检测风险和回报，也就是敌人和食物。这些能够感受到光线的细胞形成了感光细胞，后来感光细胞聚集在一起形成了眼睛。识别化学物质的细胞则进化为化学感受器，即我们的嗅觉感受器和味觉感受器的祖先。然后两侧对称动物的嘴巴在进化后移到了身体前侧的固定位置，也就是在四处觅食的时候第一次遇到食物的位置。此时，一些海洋蠕虫中的物种已经形成了三方大脑的前身，意思是其大脑可以分为三个部分：后脑、中脑和前脑。在这之后的所有脊椎动物的大脑都遵循这一设置，包括人类在内。它们的后脑部分已经形成了基本的脑干结构，在更复杂的脊椎动物中，脑干会帮助控制呼吸、心率、睡眠，以及战斗或逃跑反应等重要功能。

经过许多代的自然选择，感觉功能会越来越集中于竖长形、对称结构的身体的其中一端，这一过程具有重大的进化意义。科学家们称之为"头部形成（Cephalization）"，即形成一个包括嘴巴、感觉器官和由神经元聚集而成的大脑在内的头部。寒武纪的生命已经有了清晰的前部、后部之分以及原始的中枢神经系统，那时的地球如同《星球大战》中的太空酒吧一样热闹，各种形态的生命体充斥其中。

在这些动物中，有一种动物叫三叶虫（Trilobites），它是一种分节的有硬壳的动物，看上去就像准备战斗的西瓜虫；还有一种真的很像外星人的奇虾（Anomalocaris，又称为"怪虾"），可以长到一米长，形如其名，就像一只奇形怪状的虾。而进化出我们人类的，其实是两侧对称动物中没什么特色的一个分支（可以想象一些类似于小蠕虫的东西），但是它们进化出了对于现代神经系统而言至关重要的适应性。它们的背部有一条坚硬的软骨样组织，称为脊索，脊索为身体提供了基本结构和支撑，并可以保护身体免受捕食者的伤害。任何在发育过程中有脊索的动物，我们都称之为脊索动物（Chordate）。在小小的脊索动物文昌鱼（Lancelet）的DNA中潜伏着的，正是脊椎动物和无脊椎动物中过度的这一环。后来，某条脊索向胚胎中的某个细胞层发出信号，让它折叠成了一个神经元构成的管状结构，并最终发展成为脊髓。

文昌鱼是一种小型的滤食性鱼类，
可能是地球上最早的脊索动物

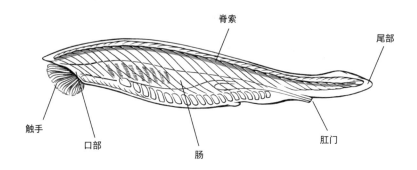

脊索

尾部

触手

口部

肠

肛门

　　在脊索动物的进化谱系中，脊索在发育过程中逐渐被软骨构成的脊椎所取代，分化成为软骨鱼，并演化为如今的鲨鱼、鳐鱼和魟鱼。另一些脊索动物则进化出了更坚硬的脊椎，成为硬骨鱼。如今的大多数鱼类，如鲑鱼、鳟鱼和鲱鱼等，都是硬骨鱼。到这个时候，大部分的两侧对称动物都拥有了一个连接到脊髓的周围神经系统，周围神经系统可以让它们能够更快、更协调地运动。

　　骨骼的出现，一部分是由于海洋化学的变化。到了寒武纪，光合藻类使得地球上的氧气含量大大增加，从而形成了越来越多的石灰石，这是一种能够使得骨骼矿化的钙质来源。有了丰富的新原料，自然选择倾向于保护新形成的感觉能力，于是在早期的鱼类大脑周围构建出了与脊椎骨相连的保护性头骨。与拥有笨重外骨骼的节肢动物相比，拥有脊椎和内骨骼的早期鱼类可以进行更大范围的活动。

　　鱼类有着完整的内骨骼，用简单的鳃进行呼吸。它们还有成对的眼睛、鼻孔和内耳。与它们的先祖文昌鱼相比，鱼的这些感觉器官变得更加高级，同时它们还出现了拥有自主神经系统的迹象。自主神经系统是周围神经系统的一部分，负责控制腺体和器官，它是贯穿我们整个身体的复杂神经网络，在无意识的情况下调控我们的内在功能，例如心率、呼吸和肠道功能。我们的自主神经系统分为两个神经网络——交感神经系统和副交感神经系统。交感神经系统驱动我们面临危险时的战斗或逃跑反应，它会让我们做好准备，要么挥拳出击，要么迅速逃离。这两种情况下，我们的心率都会飙升，还会睁大双眼、收缩肌肉，为对抗做好准备。而副交感神经系统则负责休息或放松状态下的身体功能，如消化、排便或性冲动。为了帮助记忆，我们会说副交感神经系统的存在是为了休息和消化，或者再换种你可能更喜欢的说法，是为了吃饭和繁衍。

　　一些早期的脊椎动物，例如盲鳗，还进化出了丘脑的雏形。丘脑是一个脑区，负责协调来自多个来源的感觉信息，总体而言它的作用是能够增强脊椎动物对于世界的体验。另外，盲鳗还进化出了顶盖，作为脑干的一部分，可以参与视觉决策。七鳃鳗甚至拥有了原始的基底神经节，这是一个协调运动的关键脑区（在人类身上，基底神经节的功能障碍会导致帕金森病）。

　　鲨鱼是早期进化出小脑的脊椎动物之一。小脑是我们颈部后方的一个较小的脑部结构，主要协调身体平衡和方向性。早期的硬骨鱼拥有与海马体（我们的记忆中枢）以及杏仁核（涉及恐惧和其他情绪）相似的结构，当爬行动物大脑出现时，这两种脑部结构则变得更加完整。

大多数鱼类最初都是像七鳃鳗一样的无颌滤食性动物，直到 4.5 亿年前，在某个进化谱系中，某条鱼颈部的一对鳃经过几代逐渐硬化成了骨头。自那一刻起，进化就开始疯狂加速。

那是在大约 4.2 亿到 3.59 亿年前的泥盆纪时期，也就是鱼的时代（the Age of the Fishes），脊椎动物开始展现出了冰冷无情的特性，为了自己能够继续生存，前所未有地对其他物种进行剥削，甚至赶尽杀绝。

在此之前，脊椎动物处于食物链中很低的位置，被自带"武装"的节肢动物欺凌。但是当我们拥有了"颚"之后，伊甸园一般的简单生活时代就一去不复返了，一场新的、残酷的战争在海中打响。我们进化成了令人闻风丧胆的捕食者，用敏锐的感官和新的骨骼武器控制了海洋，用极其惊人的效率锁定脆弱的猎物，这在多细胞生命形式中是前所未有的。正如丹麦考古学家雅各布·文瑟对我说的："我们让其他生物的生活变得痛苦不堪。我们击败了海蝎子和许多尾部很大的节肢动物。"

鱼类看起来不怎么聪明，它们的大脑占身体的比例平均仅为鸟类或类似大小的哺乳动物的十五分之一。那些呆呆的水族馆凝视并没有给它们任何帮助。

然而，文瑟对此有一些不同的看法。"看看鱼的脑子，你其实就会对更加复杂的动物大脑有所了解，后者所具有的特征和能力更加令人印象深刻。"他指出，鱼眼睛的工作原理与鸟类和哺乳类的眼睛非常相似，而且很多鱼类其实是出色的捕食者，它们反应非常迅速。

鱼类一旦开始主宰海洋，就会面临巨大的自然选择压力，要求它们变得更加隐蔽、敏捷和聪慧，也就是需要具有能够实现这些优势的大脑和神经系统。鱼类的感觉系统和运动系统变得更加复杂，以帮助它们以智取胜。自然选择进一步赋予了脊椎动物新的解剖结构。你可以想象一下水生生物开始涉足陆地的过程。一些勇敢的"探险家"登上了岸，造就了如今环绕我们周围的众多陆生脊椎动物。

登陆 ■

在宾夕法尼亚州的某些地区，当州政府的交通部为了修建高速公路而爆破岩石高地时，一些富含化石的古老岩石暴露了出来。

21 世纪 00 年代中期，在宾夕法尼亚州东部的某地，芝加哥大学的古生物学家尼尔·舒宾正在研究一条古老的、如今已经变成了硬地的河床，上面堆满了泥盆纪的石头。正如他在 2008 年出版的《你体内的鱼》一书中所写到的：来自正确的地质年代、风平浪静的淡水水体的浅水区，可能是寻找那些试图登上陆地的生物的完美场所。

舒宾的团队发现了一块肩骨，这很有可能证明他的猜测是正确的。但因为后来在加拿大北极地区发现了更好的化石，于是他转移至新的挖掘地点，并在那里得到了过去几十年来重要的古生物学发现之

————一种如今已经灭绝的鱼，当地因纽特族的长老将其命名为"提克塔利克鱼（Tiktaalik）"，意思是大型淡水鱼。

长期以来科学家们一直认为，在生命进化的过程中，最早的完全陆生脊椎动物是先由鱼类进化为两栖动物，再由两栖动物进化为爬行动物。根据遗传学和一般化石证据，我们从海洋到陆地的进化过程在科学上是合理的，然而与这个过程真正相关的化石证据很难找到。提克塔利克鱼正是这个证据，它正是从海洋踏上陆地之旅的那个物种，或者说至少是众多相似物种中的一个。提克塔利克鱼生活在大约 3.75 亿年前，像大多数鱼类一样拥有鳞和鳃。与多数鱼类不同的是，它有着爬行动物的扁平头部，四足陆生脊椎动物的结实颈骨和肩骨，以及在没有水的浮力的情况下也能支撑自己体重的坚固肋骨。

这个发现是有关陆地生命起源的重要线索。

如果没有从空气中获取氧气的能力，生物是不可能迁移到陆地上的。与当时许多其他的鱼类一样，提克塔利克鱼有着原始的肺，和它们的现代近亲肺鱼相似。肺鱼在无法用鳃从水中吸取足够的氧气时，会用肺不太熟练地大口吞咽空气。

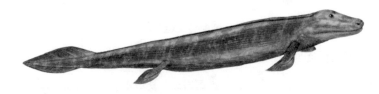

提克塔利克鱼被认为是早期尝试登上陆地的脊椎动物之一

迁移到陆地上后，我们的鳍也需要重新调整。提克塔利克鱼有着叶状的附肢，其解剖学结构介于鲣鱼的鱼鳍和陆生生物粗壮下肢之间。这种过渡形态的肢体已经接近我们现代的构造，其骨骼排列代表了已知最早的肩关节、肘关节和腕关节。这一进步使得提克塔利克鱼和其他早期的肉鳍鱼能够在浅水池、小溪和小河中游动，将身体伸出水面，捕捉食物和呼吸空气。然后它很可能会扑通一声跳进泥巴里，等待某个同样懒洋洋的生物经过，变成它的美餐。

在陆地生活的最诱人之处可能是安全。那时的陆地上几乎没有资源的竞争，也几乎没有捕食者，威胁只有一些具有传染性的微生物和可能传播疾病的昆虫（它们从水生节肢动物祖先那里分化后来到了陆地）。能同时在陆地生活的优势还包括更高的繁殖率和更可靠的食物来源。提克塔利克鱼和类似的动物可以在内陆水域，例如池塘中产卵，将子代安置在那里，远离海洋中成群的捕食者，这些池塘里也充满了不堪一击的昆虫食物。

舒宾认为，这次从海洋到陆地的"迁徙"对动物的神经系统具有进化层面的意义，因为陆地和海洋之间的感官环境截然不同。在陆地上，对于视觉能力的自然选择压力、对化学物质和声音的探测，以及从二维地面上直立起来，这些方面都与在水中完全不同。"这是两种背道而驰的生存方式。"他说道。一些肉鳍鱼逐渐适应了更长时间待在岸上。随着时间的推移，两栖动物从某个共同的祖先进化而来，这类动物通过肺部和皮肤进行呼吸，但是它们仍需要水才能生存。最早的两栖动物可能看起来和提克塔利克鱼非常相似，而不太像我们如今谈起两栖动物会立刻想到的青蛙和蝾螈。它们体型庞大，行动笨拙，正在经历新生态下的自我认知危机。

陆地上的生命开始朝着很多不同的方向进化。数百万年来，我们呼吸、进食、排泄和移动的方式都发生了变化。提克塔利克鱼棒状的肉鳍进化成了像腿一样的结构，最终形成了脚。有了四肢以后，我们就变成了四足动物，这种特征从肉鳍鱼开始出现，到两栖动物时代已经很明显了。在3亿多年前的某个时刻，一只两栖四足动物在陆地产下了一批卵，并且其中至少有一枚被孵化并存活了下来（Pardo，2017；Benton，2014）。

鱼类和两栖动物大多数在水中产卵，但随着陆地生命变得越来越常见，自然选择让脊椎动物的胚胎周围形成了一层保护膜——羊膜或羊膜囊，为后代的发育提供了一个新的"堡垒"，让卵能够在陆地上安全成熟。一旦卵可以离开水存活，羊膜动物（即用羊膜包裹胚胎和胎儿的动物）就可以漫游到更遥远的地方，并在陆地上繁衍生息。随着脊椎动物在陆地站稳脚跟，一个进化分支从两栖动物过渡到了爬行动物，后者作为主要的陆生脊椎动物在陆地上繁衍生息了数百万年。从爬行动物中分离出的恐龙，后来进化出了鸟类（因此古生物学家现在将鸟类归类为恐龙）。其他的一些分支包括了现代的蜥蜴、蛇、海龟和鳄鱼的祖先。一个爬行动物谱系进化成了下孔类动物（Synapsids），后来演变为兽孔类动物（Therapsids），这是一种类似哺乳动物的爬行动物，所有哺乳动物类生命都起源于此。除了昆虫和两栖动物以外，我们在动物园遇到的大多数物种（包括动物园的工作人员），要么是爬行动物，要么是它们的后代。

从两栖动物到爬行动物再到哺乳动物的转变，四足动物的神经系统发生了巨大的变化。粗略来讲，两栖动物不如大多数爬行动物聪明，而后者又不如大多数后出现的脊椎动物，如鸟类和哺乳类聪明。

现代人类的中枢神经系统由大脑和脊髓构成，脑干充当二者之间的通道，帮助实现调控体温和睡眠 - 觉醒周期等重要生理功能。脑干

爬行动物及其后代进化树

石炭纪	二叠纪	三叠纪	侏罗纪	白垩纪	新生代（至现在）

2.86亿年前   2.5亿年前   2.08亿年前   1.44亿年前   0.65亿年前

的后面是小脑，负责身体的平衡和协调。我们目前认为，大脑中有褶皱的灰色果冻状部分是大脑皮质，正是这个更大的、进化上更为现代的结构驱动了更高级别的认知能力，将类人猿与大多数其他物种区分开来。大脑皮质分为四个脑叶：额叶控制高级思维和运动，其后方的顶叶处理感觉功能；太阳穴下方是颞叶，负责语言和记忆功能；脑后部是枕叶，是我们的视觉中心。

人类大脑的主要结构

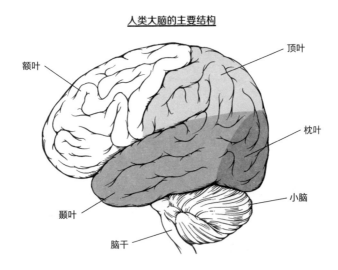

20 世纪 60 年代，内科医生兼神经科学家保罗·麦克莱恩提出了"三位一体"大脑模型理论——爬行动物脑、古哺乳动物脑和新哺乳动物脑。他提出，脊椎动物的大脑通过进化逐渐获得新的结构和功能，并在此过程中产生了三个主要的脑区。他认为爬行动物的大脑是陆生动物中最原始的脑结构，由脑干和小脑组成。

　　按照这个理论，接下来进化出的是古哺乳动物脑，包含我们的边缘系统，如杏仁核和海马体（形成长期记忆的位置）等结构。古哺乳动物脑也有被称为下丘脑的中央区域，负责调节新陈代谢、自主神经系统，并构成与我们的奖赏系统和快乐感受相关的脑区。最后，高等灵长类动物中进化出了新哺乳动物脑。主要升级的部位是大脑皮质，它也是我们能够拥有丰富的、超意识层面生活的原因，它让我们能够进行哲学思考、开车、制作电影、赚钱以及发动战争。

"三位一体"大脑模型

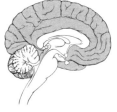

爬行动物脑	古哺乳动物脑	新哺乳动物脑
（脑干和小脑）	（边缘系统）	（大脑皮质）
自动判断战斗或逃跑	情绪，记忆，习惯和依恋	意识，推理，理性化

　　如同很多其他科学上的重大理论所经历的一样，后来的研究人员不断去证实、推翻或者改进"三位一体"大脑模型，而现代科学其实已经在其中找到了一些漏洞。麦克莱恩的理论暗示，大脑的三个主要脑区在很大程度上可以独立控制各自的功能：当你情绪激动时，主要

是杏仁核在"放电";当你在树林里听到"嘎嘎"的声音时,你的脑干会独自决定你是应该战斗还是逃跑(还是赶紧逃吧);等等。

如今的神经成像技术,例如功能性核磁共振成像,可以进行大范围的脑部扫描,证实麦克莱恩所划分的三个脑区实际上是相互通信的。随着脊椎动物的进化,性、食物和恐惧等本能体验,都同时涉及情绪、记忆和情境。因为杏仁核、海马体和大脑皮质进化到能够与来自原始爬行动物的中枢协同工作,从而增强了我们对生活的体验:繁殖行为与爱密不可分;进食成为一种社会仪式而非简单的能量摄入;面临恐惧时,由于我们的皮质和记忆中枢能够呈现出更多的细节,因此我们被吓到时的反应不再仅仅是选择战斗或逃跑的问题。

不久前,有一次我和我妻子回到家的时候,发现一只高大的黑熊正在撕咬我家的垃圾桶,我们没有冲上去战斗也没有转身逃跑,而是被吓呆了,原始的本能让我们静止不动(因为很多捕食者都会被猎物的移动激怒),并发挥在进化上更加现代的推理能力。我们的大脑自动回忆起了一生中积累的所有与熊有关的信息:"让它知道你的存在,但是要保持冷静""现在慢慢往后退""被闪电击中的可能性,都比被熊袭击要高"。如果是爬行动物的原始大脑当然想要火速逃跑,但是我们的大脑已经进化为新哺乳动物灵长类的大脑,它帮助我们进行了更加细致的思考:黑熊很少攻击人类,比起我们怕它,它可能更害怕我们。之后,黑熊走开了。

我们现在知道,麦克莱恩模型中所包含的许多大脑区域,其实在比爬行动物要早得多的脊椎动物中就已经有了前身，比如七鳃鳗的基底神经节。虽然麦克莱恩的模型过度简化了我们的神经生物学，但它仍然是一种了解脊椎动物大脑进化过程的有用工具。"三位一体"大脑模型理论最需要修正的地方是，新脑区的进化出现，是在与现存的大脑中枢和神经网络的交流过程中逐渐产生的。如果按达尔文的方式解释，这是一种按需进行的构建过程，在保留原有的负责呼吸等基本和关键功能的结构的同时，允许产生更多的神经褶皱。所有这些随机形成的新脑区和复杂的神经回路，共同组成了哺乳动物脑。

舒宾将大脑解剖学比作一栋老建筑墙后的管道和电线。多年来，不断的维护、修补和升级，破旧的铅管、半个世纪前的腐朽铜管，以及现代的PVC水管拼凑在一起，搞得这个建筑越来越诡异疯狂。虽然看起来一团糟，但是只要有合适的水管工，水仍然能够在其中流动。数百万年的随机突变在哺乳动物大脑中形成的就是类似的效果，它的结构可能并不漂亮也不可预测，但它确实在有效地运行。

毛茸茸的野兽 ∎

如果找来五位进化生物学家问他们什么是"哺乳动物"，你会得到五个不同的答案。不过其实也都大差不差。

大家能够达成一致的点是，大多数哺乳动物拥有用来隔热和保护的皮毛，我们的心脏有四个腔室，我们是恒温动物，这意味着我们能够自己产生热量，而不是像爬行动物那样依赖环境调节体温。也许哺乳动物最明显的特征是拥有能够分泌乳汁的乳腺（哺乳动物一词来源于拉丁语的mamma，意为"乳房"）。

蜥蜴宝宝一旦破壳而出，就要独自面对一个全新的世界。与之相反，原始哺乳动物兽孔类的谱系则发展出了一种全新的育儿方式。母亲通过分泌乳汁养育后代，后代经过一段时间后渐渐成熟。哺乳动物的幼崽不需要在出生时就立即为生存做好准备，它们在刚出生时是十分无助的，而漫长的童年为环境塑造大脑提供了充足的时间。这种现象在人类中最为明显。在成年之前的 18 年时光里，我们充分接受外界的视觉、听觉和嗅觉信号（我们中的很多人甚至到 30 多岁仍然在精神上飘忽不定）。这种长期的感官体验，和我们的基因蓝图及神经线路融合在一起，最终造就了我们。

许多哺乳动物的特征，例如垂直于躯干的四肢，其实在 2.5 亿年前就出现了。有这样一株与哺乳动物相似度越来越高的进化分支树，从爬行动物中的下孔类，进化到了到稍具哺乳动物特征的兽孔类，再到可能会被误认为是黄鼠狼或水獭的犬齿兽类（Cynodonts）。后来，在 2.08 亿到 1.44 亿年前的侏罗纪时期，哺乳动物的三个不同分支相互分离，它们都在当时占据统治地位的恐龙身下流窜逃生。后来有些演变为单孔类动物，保留了产卵的繁殖方式，如今这一类只剩下鸭嘴兽和针鼹。另一个分支是有袋类，这类物种会将幼崽放在育儿袋中。而我们所在的分支是胎盘类，我们会用一个叫作胎盘的营养袋来养育后代。

　　在中国发现的一块化石可能是关于胎盘类哺乳动物最早的证据之一，它可以追溯到 1.6 亿年前。化石上的骨头表明，这只动物长得很像一只鼩鼱，就像今天的花栗鼠或者其他小型动物一样，整日活在会被捕食的担忧之中。2013 年，芝加哥大学的进化生物学家罗哲西确定了这些化石上遗骸的年代（Zhou）。

　　他通常把自己的姓按照美式发音说成"Lu"，用他的话说，"我的姓对于盎格鲁－撒克逊人来说有点难念"。我曾经在电话里向他咨询，胎盘哺乳动物的大脑到底有什么特别之处，能够最终进化出具有发达的智慧的灵长类动物。他解释道，其中一个原因可能是与有袋动物和单孔动物相比，胎盘类哺乳动物的种类十分庞杂。现存的胎盘类动物有近 4000 种，而有袋类动物只有大概 300 种。所以，胎盘类动物只是有更多机会掷出达尔文进化的骰子罢了。实际上，在数千种哺乳动物中，也只有其中的两支进化出了非凡的智力，即灵长类动物中特殊的一支——猴子、猿和人类，以及聪明的海洋哺乳动物，如海豚和虎鲸。

　　罗哲西解释道，随着某些哺乳动物谱系的进化，它们大脑的发育速度超过了身体其他部位的发育速度。科学家们用一个叫作"EQ指数（Encephalization quotient）"的参数来衡量大脑的扩张。EQ指数可以估计物种的智力水平，但它的计算不是通过对比动物大脑的体积与其身体总体积，而是用一个物种大脑的实际体积除以它预期的体积（后者根据动物的体型大小估计）。

　　黑猩猩的大脑比所有体型相似的哺乳动物（例如大型犬类）的平均脑体积所预测出来的要更大、更复杂。如果对比一下 2.9 亿到 2.2 亿年前化石上的下孔类动物头骨大小（头骨大小是推测大脑大小的合理指标），那些后来逐渐进化为哺乳动物的大脑，与此前非哺乳类的下孔类动物相比，简直大得不成比例。

　　哺乳动物在进化学和生态学上某些独特之处驱使我们大脑的迅速扩张。

　　考虑到白天会有恐龙在头顶逡巡，理论上认为早期哺乳动物大多数是小型的夜间活动者。它们需要很强的感官能力才能生存，因此自然选择会倾向更强的夜视能力、嗅觉和听力。化石发现表明，与早期的下孔类动物相比，哺乳动物的嗅球更大，嗅球是鼻子中将气味传递到大脑的神经轴突的集合。听觉方面，在爬行动物中，鼓膜和内耳之间仅通过一根骨头相连。随着部分爬行动物进化为哺乳动物，有两块小颌骨逐渐移位和重塑，与耳骨相连，形成了中耳。这三块小骨头共同为声波的传递建立了一条更加灵敏的管道，从而使我们的听力得到了提高。哺乳动物颞骨的一部分，称为岩骨，也在进化中被重塑为一个管状结构，里面排列着有助于区分声音频率的小毛发。在人类中，这个管道被扭成了蜗牛的形状，称为耳蜗，构成我们内耳的一部分（在电话里谈了半小时后，我确信罗哲西就是世界上最了解颞骨岩骨的人）。

"我们需要一台更大的计算机来处理这些信息，"罗哲西说，"这些影像、声音和气味。"不过，这台新机器的运行成本相当高：虽然大脑只占我们身体重量的 2%~3%，但它消耗的能量占到身体全部能耗的 20% —— 至少目前生物课上是这么讲的。据我所知，这一统计数据可以追溯到 20 世纪 50 年代的一篇论文，但其实它从未得到证实。然而关键是，无论统计数据是否准确，大脑的确是人体最贪婪的器官之一，它的能耗相当大。

这时，牙齿的重要性就开始凸显了。哺乳动物开始发育出不同类型的齿列，以更好地处理食物，摄取足够的能量来供给饥饿的大脑。前面的门牙用来切割食物，后面的臼齿用来进一步碾碎，尖锐的犬齿可以刺穿或咬伤猎物。正如舒宾在《你内心的鱼》中所写的那样，"想象一下，没有门牙的话要怎么咬苹果，或者没有臼齿的话要怎么啃胡萝卜。"正因为远古的哺乳动物祖先进化出了有着不同类型牙齿的嘴巴，使得摄入多样化的饮食成为可能。我们走上了不挑剔的杂食者的道路，以支持我们大脑的不断扩张。

根据罗哲西的说法，我们除了建立了一支"军队"来执行咀嚼任务外，对于进食的热情可能也帮助塑造了我们的神经网络。"你看过那些自然节目里的鼩鼱吗？"在我们快要结束通话时他说道，"它们整天都在不停地咀嚼！"

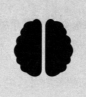

Lizard Kings and Lemurs

蜥蜴王和   狐猴

没有人能确切地知道当时发生了什么。

在二叠纪末期，也就是 2.52 亿年前，地球上 90% 的物种灭绝了，其中包括 95% 的海洋物种、超过 2/3 的大型陆生动物和大多数的树木。寒武纪的有甲动物代言人三叶虫永远消失了，屈尊纡贵地变成了如今的便宜小挂件和化石商店的摆设。

二叠纪生物的消亡是地球上有记录以来最大的一次生物灭绝事件，也就是著名的"大灭绝（the Great Dying）"。它标志着地质时期从二叠纪向三叠纪的过渡，也标志着地球生命的重新萌发。正如史密森学会的古生物学家道格·欧文在接受《国家地理》采访时所说："要杀死这么多物种并非易事，那一定是一场毁天灭地的灾难。"

造成二叠纪生物大灭绝的罪魁祸首是谁众说纷纭，但最受支持的一种理论是火山喷发。当时的火山活动增加了二氧化碳的排放量，从而使得海洋的温度升高了 7.8 摄氏度。一些科学家认为，气温上升耗尽了海洋中的氧气，导致大范围的海洋生物缺氧窒息。或者也有可能是温度升高本身杀死了地球上众多的生命。2018 年，《纽约时报》发表了科学作家卡尔·齐默的一篇文章，将地球目前正在经历的气候危机与二叠纪的气候危机进行了令人感到不祥的对比，文章的标题是"地球曾经经历过突然的全球变暖，它几乎毁灭了一切"。

在大灭绝后的近 2 亿年里，哺乳动物过着卑微的生活。我们进化成像啮齿动物一样的小体型动物，其中很多变成了树栖动物，总在树上徘徊游荡。还有一些开始在地下打洞，类似于现代的鼹鼠。当然，我们最关心的就是不要被当时的陆生动物统治者，如今电影里所看到的恐龙给吃掉或压扁。

"为了躲避恐龙，早期的哺乳动物大多数都是夜行动物"这一理论的产生，部分是因为如今哺乳动物身上还留存着一些已经退化的、用于在黑暗中导航的身体特征。想想现今的哺乳动物身上敏锐的听觉和嗅觉，用于在昏暗的视野中寻找道路的敏感胡须（胡须是一种特殊的毛发，能够帮助动物感知物理环境），以及在光线微弱时也能正常工作的突出的大眼睛。多亏了这些适应性的变化，我们才能在夜晚的掩护下爬出来捉虫子吃。

但黑暗突然降临。

人们普遍认为，大约在 6600 万年前的某个时刻，一颗巨大的小行星撞上了地球，再次导致了地球物种大灭绝，近 75%的动植物消失，包括绝大多数的恐龙。在尤卡坦半岛上发现的一个直径约 160 千米的陨石坑是这次撞击事件的佐证。另外，在世界各地的岩石中发现的一层富含金属铱的沉积物也可以证明这一点，其历史可以追溯到 6600 万年前。铱在地球上很少，但在小行星和流星中十分常见。

这次毁灭性的撞击事件被称为白垩纪 - 古近纪灭绝事件，是白垩纪向古近纪过渡的标志。一些长有翅膀、外形像鸟的恐龙幸存下来，变成了我们所熟知的鸟类，而绝大多数的恐龙和其他大型爬行动物都不复存在了。因为小行星的撞击，它们无法在尘土笼罩、失去阳光的环境中生存，也无法在横扫墨西哥湾和大西洋的海啸中幸存。用古生物学家的话说，这是一场名副其实的世界末日事件，带来了"撞击冬天（Impact Winter）"。由于阳光和辐射被大气中的杂质阻挡，寒冷的天气无休无止地持续了很长时间。植物、藻类和浮游生物无法进行光合作用，大气中的氧气含量降低，食草动物的食物也大大减少。

大量的化石记录表明，在中生代的整个 1.8 亿年间，恐龙和海洋爬行动物是地球动物的统治者。然而，迄今尚未发现一块年龄小于 6600 万岁的非鸟类恐龙化石。也就是说，在进化史上的这一时刻，恐龙就这样消失无踪，从此哺乳动物可以自由地奔跑。

没有了恐龙的威胁，哺乳动物可以进入并开拓了一个广阔的新生态环境和进化上的生态位。突然之间，我们可以从树上爬下来，在白天尽情探索陆地。2017 年的一项研究将 2400 多种哺乳动物的基因数据与它们的行为和睡眠偏好进行了比对。结果发现，在恐龙灭绝后的 20 万年内（从进化的角度来看这 20 万年只是一纳秒的时间），曾经是夜行者的哺乳动物集体变成了白日探险家。这使得在接下来的 1000 万年里，哺乳动物多样性发生了爆炸式的增长（Maor，2017）。首先进化出了第一批体型较大的哺乳动物，一些是食草动物，一些是食肉动物。最早的有蹄哺乳动物出现了，后来分支为貘、犀牛和马等动物的祖先。古近纪早期还出现了小型胎生动物，它们的手和足更加灵活，可以做出抓取的动作，它们的眼睛变得更加灵敏，可以产生更好的色觉和对深度的感知，并继续进化出了一个体积更大的大脑，让它们变得更聪慧。这就是灵长目动物，它们最终会分支为猴子、猿和人类。

灵长类动物的出现并不像一条鱼爬到了陆地上，或者长着羽毛的恐龙变成了鸟那样富有戏剧性。当时的它看上去更像老鼠一类的小型哺乳动物，虽然出现了一些新特征，但还是很像老鼠。

在一些早期的过渡物种走向灭绝后，第一批具有明显灵长类特征的动物——近兔猴类（Plesiadapiforms）在 6000 万年前出现了，并在世界上许多不同的地方繁衍生息。然后是原猴类（Prosimians）动物，如现存的懒猴、狐猴和丛林猴，它们长得像啮齿类动物，但又带有猴子的特征。这类动物被命名为原猴亚目（Strepsirhines），意思是

"湿鼻子"的灵长类动物。在大约 5000 万年前，类人猿（Simians）开始出现，也被称为"Anthropoids"，这个名字在希腊语中表示"像人的"。这些动物就是我们通常所说的猴子，它们面部表情丰富，眼睛炯炯有神，有着活跃的社会行为，所有这些特质都与后来的人类密切相关。这一类群也被称为简鼻亚目（Haplorhines），也就是"干鼻子"的灵长类动物。我们失去了许多哺乳动物的特征，如狗、猫和鹿所拥有的湿润的鼻子。

　　类人猿可以分为新大陆猴和旧大陆猴。新大陆猴主要生活在南美洲和中美洲，包括松鼠猴、卷尾猴和吼猴。旧大陆猴则起源于非洲和亚洲，是像狒狒和猕猴这样的物种，后来发展为猿类。遗传数据显示，旧大陆猴和新大陆猴早在 4000 多万年前就分开了，新大陆猴很快从非洲漂流到了南美洲，这里的"漂流"就是字面意思上的，乘着植被筏或者小块陆地漂了过去。那时候，这两个大陆之间的距离比现在要近得多，甚至可能有些部分是相连的，因此这种漂流事件在进化过程中十分常见（Houle，1998；Gabbatiss，2016）。

　　灵长类动物从类似鼩鼱和老鼠的外形进化到更像猿类的样子，发生了巨大的变化。我们变得更加杂食化，除了昆虫之外，开始越来越多地以水果和鲜花作为食物；利爪变成了扁平的指甲，这赋予了灵长类更加高级的手部技能；我们还进化出了和四指（趾）相对的大拇指和大脚趾，将已经很卓越的灵巧性进一步提高。

　　但其中对于我们的成功最为重要的可能是快速扩张的大脑。许

多科学家认为，是栖息地和生态系统共同塑造了猴子的大脑，这些栖
息地和生态系统对感官功能和智力的改善施加了选择性压力，从而
帮助其生存，并推动了进一步的进化。回归树上生活是其中的一部分
原因。

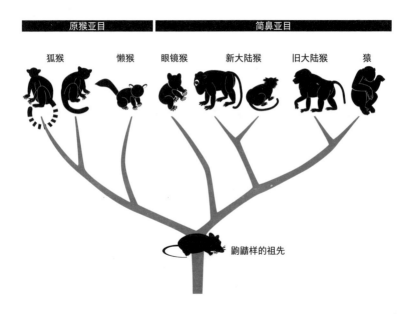

足部骨骼化石表明，最早的灵长类动物至少有一部分时间是在树
冠上生活的，最终，大多数都变成了以树栖为主的动物。我大学时的
朋友约翰·格雷迪对这个问题十分热衷。格雷迪现在是密歇根州立大
学的生物学家，他最知名的成就是创造了"中温动物（Mesotherm）"
这个术语，来描述像金枪鱼和恐龙这样既能够调节自身体温，又能从

环境中获取温暖的动物。这些年里，我们俩就达尔文理论的细节进行了无数次辩论，通常都以我们当中的一方怒气冲冲地挂断电话结束。

格雷迪认为，对灵长类动物来说，去树上生活无疑是一步好棋。"当你生活在树上时，自然选择的方向会发生变化，生活中需要更加灵巧的手，于是前掌进化为手指；无需再进行挖掘，于是爪子进化为指甲。捕食者很难跑到树上来抓你，因此白天活动的危险性大大降低。"树栖生活也意味着无需为了不被吃掉而拼命快速成长，你可以享受更长的寿命，就像如今生活在树上的鸟类和松鼠，与它们生活在地上的同类相比寿命会更长。"灵长类动物的衰老被延缓，需要时间来发育成熟。"格雷迪说。学习变得更加重要，因为它们需要比其他的哺乳动物累积更多的生活经验。

虽然我们认为夜行性哺乳动物有着绝佳的视力，但其实对于大多数哺乳动物来说，即使是那些在夜间也拥有敏锐视力的动物，在白天看东西也比夜晚要容易得多。灵长类动物在自然选择的压力下，为了更好地适应白天的环境，进化出了非常敏锐的视觉。

所有动物的视网膜上都有视杆细胞和视锥细胞。视杆细胞帮助我们在夜间光线较暗的时候看清东西，而视锥细胞能够处理色觉，在明亮的光线下发挥最佳功能。大多数哺乳动物只有两种视锥细胞，即对蓝光和绿光波长敏感的视锥细胞。这意味着它们所看到的一切都是由这两种颜色组合而成的。经过数百万年的日间活动（区别于既往的夜间活动），一些早期灵长类动物进化出了第三种视锥细胞——一种对红光波长敏感的视锥细胞。于是，一个更加丰富多彩的三维世界在我们眼前展开。自然选择逐渐倾向于更强的视觉敏感性，而非嗅觉或听觉。由于需要担心的捕食者的减少，灵长类动物的眼睛位置逐渐进化到头的前部，从而能够更好地感知深度。

在类人猿的眼部，一层被称为反光膜（Tapetum lucidum）的组织也逐渐消失。反光膜可以将错过的光线通过视网膜反射回来，以提高夜视能力（这就是我们晚上在森林里看到的动物眼睛会发光的原因）。而猴子和猿类变为了日间活动，就不再需要它，于是这个谱系的进化同时也伴随了反光膜的退化。

与非灵长类哺乳动物相比，灵长类的视力进一步发展，但嗅觉和听觉却停滞不前。我们的嗅球萎缩了。尽管我们仍然保留了大量与敏锐嗅觉相关的基因，但在世代传递中它们大多都处于休眠状态。"这些基因基本不会对我们造成伤害，因此也没有在自然选择中被严格筛选掉，"格雷迪说，"我们仍然拥有这些基因，虽然它们没有发挥作用。对于灵长类动物来说，视觉才是关键。"灵长类动物对梵高般色彩鲜明的旋涡和花哨的高速公路广告牌很敏感，而在大多数其他哺乳动物眼中，它们只是模糊的印象派色彩团。

许多陆生哺乳动物无论日夜都在外活动，像鹿这样的物种的祖先就不能完全放弃它们的夜间活动能力和敏锐的嗅觉。它们一旦被发现，就容易遭到攻击，因此会选择在黎明和黄昏出来觅食，以避免被大型猫科动物和狼群猎杀。树叶为猴子提供了安全的荫蔽，因此它们的适应性会朝着另一个方向发展。随着自然选择增强了我们的感官，我们的大脑也随之进化，以处理大量新的感觉信息。

狝猴与分子钟 ■

因此，我们可以活得更久，即使白天我们在树上活动也相当安全。这意味着自然选择在快速成长和进行繁殖方面施加的压力减小了，灵长类动物的进化正是利用了这种状况。我们可以用相当长的时间成长发育，再达到性成熟阶段，并在这个过程中吸收外界的影响。更长的寿命使得我们有了更强的记忆力和更大的海马体。在丰富多彩的三维世界中，拥有更强的视觉和更高的智力可以更适应环境，因此灵长类动物最终拥有了更大的视觉中枢、巨大的额叶以及能够进行高级思考、与环境互动的大脑新皮质（Neocortex）。格雷迪对此的评价是，"我们获得了智力进化的奢侈机会。"

灵长类动物进化和走向成功的另一个非常重要的因素是具有社会性。"栖息在树上意味着可以更安全地躲避捕食者，也意味着能够更安全地进行社交活动。"他说。

当你在白天外出活动，和一群猴子待在同一棵树上时，无论你是否愿意，都得进行社交活动。你通过视觉接收同伴的信息，与它们互动，通过互相梳理毛发建立联系，同时也可能树立敌人。灵长类动物变成了社会性很强的生物。

　　纽约大学一名专门研究灵长类动物大脑进化的生物人类学研究生亚历山德拉·迪卡锡恩说："群居生活帮助我们避免被捕食，一起提防敌人时同伴越多越好。"类人猿可以通过尖叫来互相提醒危险的来临，也可以联合起来逼退捕食者。

　　群居生活意味着每增加一名成员，每个个体死于袭击的概率就会下降。即使是在英国进化生物学家威廉·汉密尔顿所提出的"自私群体的几何学"理论中，这种规律仍然存在。自私群体的理论是说，动物群体中更具统治力的成员会将自己置于群体的中间位置，以降低被攻击的概率。

　　迪卡锡恩认为，随着群体中的成员数量增加，寻找食物也会变得更加高效。"假设一只猴子找到了一处食物来源，附近的其他猴子很快就会得知这一消息并也过来取食。"保护资源也会变得更加容易。大家一起显然可以更有效地保护长满成熟果实的大树或可供饮水的水塘，免受闯入者侵害。群体中每个个体都是赢家。

　　随着新的社会差异的形成，出现了在达尔文进化压力下的社会性智力大脑。为了智胜他人，得到更高的地位，灵长类动物进化出了更精明的政治性。随着旧大陆猴的一个分支走向猿类，即成为我们祖先的谱系，拥有着巨大、神奇的大脑的谱系，对智力和社会行为的适应变得至关重要。

　　大脑进化和生物学可以通过多种方式被描述出来。从这里开始，我将用大脑构造来指代大脑的不同结构和区域，例如大脑皮质的四个皮质叶。神经回路或者其之间的连结，描述了大脑是如何被连在一起的，也就是说，不同的大脑区域如何通过轴突、树突和突触互相联系。智力的提高，一方面是因为某些脑区，例如前额叶皮质的扩张，另一方面也是因为不同脑区之间的连结发生了变化。随着已有的视觉中枢的增大，我们进化出了更复杂的视觉神经回路。我们的大脑上出现了越来越多的褶皱，这种褶皱被称为脑沟，它实际上是为了将越来越大的脑子塞进头骨中而产生的。其中非常重要的是一条被称为中央沟（Central sulcus）的褶皱的出现，它沿着大脑的侧面垂直延伸，将我们的感觉皮质和运动皮质分开。这两个区域的大小和二者之间的连接度都不断增加，从而增强了我们手指和手掌的灵敏度和协调性。总体而

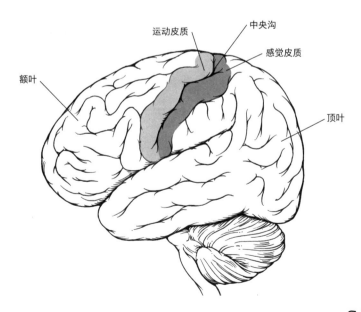

言，此时的灵长类动物大脑开始呈现出与人类相似的大脑皮质布局和功能。

随着猴子的进化，许多类人猿种属的脑体积开始攀升。在 20 世纪 60 年代和 70 年代，很多科学家的研究都证实了这一点，他们分析了灵长类动物头骨的模具（称为颅内模），并计算出了不同物种的EQ指数。事实上，也正是在这段时期，加州大学洛杉矶分校的神经科学家哈利·杰里森首次设计出了EQ指数的计算公式。恒河猴的EQ指数为 2.1，这意味着它们的大脑是基于所有类似大小哺乳动物所计算出的预期大脑体积的两倍。黑猩猩的EQ指数为 2.5，而人类的EQ指数则达到了 7！

其实EQ指数还不是一个理想的衡量指标。首先，它没有考虑大脑的复杂性和脑区之间的连接。渡鸦和黑猩猩的EQ指数都是 2.5，尽管渡鸦也不笨，但显然是不如黑猩猩聪明的。在灵长类动物大脑的进化中，大脑结构、神经回路和神经元密度的变化，与大脑体积的变化同等重要，甚至更加重要；此外某些特定脑区比其他脑区更显著的扩张也是如此。一些科学家认为，EQ指数低估了小型物种的智商，并且高估了大型物种的智商。这也解释了你可能已经读到过的某些现象，比如为什么大猩猩不如黑猩猩等猿类聪明。

磁共振成像（MRI）等现代神经影像学技术已经证实了人类大脑解剖学的特殊性：我们的大脑皮质比同等大小动物预计的大小要大得多，且有着更多的褶皱，白质与灰质的比例也更高，这表明神经连接更加

EQ 指数

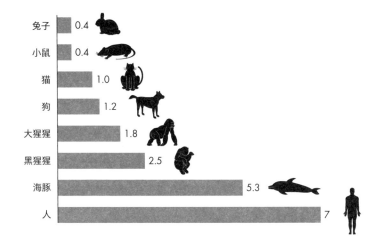

复杂。大脑灰质指的是主要由神经元细胞体所组成的大脑区域，而白质则是由连接不同大脑区域的长髓鞘轴突所构成。

正如我之前提到的，原始人（Hominid）一词指的是大猿（Great apes）。而人族（Hominin）一词，指的是现代人类，以及继与黑猩猩分开以后人类谱系中所出现的所有灵长类动物（除我们之外，其他人属物种目前都已经灭绝）。

20 世纪 60 年代初，科学家们开始梳理猿类之间的关系。著名化学家莱纳斯·鲍林和生物学家埃米尔·祖克坎德首次发现了生物中的"分子钟"现象。生物分子，如构成DNA的核苷酸和构成蛋白质的氨基酸，会以均匀的速度发生突变和变化。通过比较不同物种之间特定蛋白质或DNA片段的差异，科学家们可以确定不同生命形式在进化过程中分化的时间，而不必依赖化石记录；毕竟相应的化石记录往往不完整，甚至不存在。

这个理论提出后不久，就得到了生物化学家艾伦·威尔逊和他的研究生们的支持（Sarich，1967）。通过观察对比物种之间的免疫反应，威尔逊证明，人类和黑猩猩的谱系分离时间，远比之前基于化石证据所推测的 3000 万年到 1000 万年前要晚得多。他还展示了两个物种在基因上的相似性。如今，基因测序技术已经可以在大约一个小时内对整个基因组进行测序，并确定物种之间的关系。但在当时，威尔逊的工作是革命性的（当然也是充满争议的）。

威尔逊还协助提出了同样打破教条的线粒体夏娃假说。线粒体曾经是微生物，在被吞噬后永久地成为提供能量的共生体，但它们保留了自己残存的基因组，并且只会在女性谱系中遗传下去。通过比较世界各地不同人群的线粒体DNA，威尔逊表明，如今地球上的所有人类都来自于一个共同的母系祖先——夏娃——她是 15 万年前生活在非洲的一位女性。威尔逊通过这一发现重新绘制了人族的家系进化树。

现代基因测序技术和不断丰富的化石记录进一步完善了威尔逊绘制的人族家系进化树。我们现在知道，在现存的大型猿类中，首先出现的是猩猩这一谱系，大约在 1400 万年前分离出来；大猩猩的分支在那之后的几百万年出现；到了 700 万年前，黑猩猩和人族的谱系也分离出来。在我们的祖先分道扬镳后，黑猩猩和倭黑猩猩的谱系最终在 200 万年前至 100 万年前的某个时刻也分别踏上了不同道路。

中新世迁徙与气候变化 ■

早在现代科学家们能够通过台式基因测序仪对DNA样本进行测序之前，达尔文和其他人就已经认识到了灵长类动物之间的明显亲缘关系。他在 1871 年的论著《人类的由来》中写道："如果承认似人猿类是一个自然的亚群……我们可以推断，似人猿类中的某些先祖孕育了人类。"

第一只猿类到底是什么时候出现的，这个问题目前仍在研究当中。

迪卡锡恩指着纽约大学的人类学大楼开玩笑说："我敢打赌，现在到那栋楼里去，肯定有人正在午餐时间讨论这个问题。"不过，DNA和化石证据正在帮助我们逐渐缩小可能的时间范围。

想要辨别你面前的是猴子还是猿，最简单的办法不是和它们打招呼，而是观察它们的尾巴。大多数猴子都有尾巴，而猿类没有。猿类利用它们强有力的臂膀和宽阔的胸部，在树上荡来荡去；而猴子通常在树枝间奔跑。猿类体型较大，前肢悬垂。最关键的区别是，猿类真的非常聪明。

2013 年，俄亥俄大学的人类学家挖出了两块骨头，填补了此前化石记录中猴子和猿类之间的空白区域。这个研究团队在坦桑尼亚的河床中挖出了一颗属于某只旧大陆猴群的牙齿，以及一块来自某个新物种的下颌骨，他们将此物种命名为*Rukwapithecus fleaglei*。这些发现加上DNA测序数据共同表明，二者所属的物种至少在 2500 万年前的渐新世时期已经分离开来（Stevens）。

多伦多大学人类学教授大卫·贝根认为，*Rukwapithecus fleaglei* 可能是已知最古老的猿类。但灵长类动物学家们仅得到了它们的几根骨头，这很难继续研究，因此他们只能大致推断出*Rukwapithecus fleaglei*在灵长类进化树上的位置。已确认的最早的猿类是埃肯博猿属（*Ekembo*）的成员，在至少 2000 万到 1700 万年前它们就已经生活在肯尼亚及其周边地区，并且有更加完整的化石证据证实了它们的猿类身份。

从身体结构上看，埃肯博猿属看上去更像猴子，它们的四肢长度相同，脊柱与地面平行。同一时期，或者不久之后，出现了大量的猿类，比如原康修尔猿属（*Proconsul*）的猿类，以及后来的森林古猿属（*Dryopithecus*）的猿类。虽然它们看上去也像猴子，但是森林古猿属的猿类的大脑更大，前肢像黑猩猩一样悬垂。

当时各个大陆之间的距离比现在要近得多，数百万年间，猴子们利用木筏和陆桥在世界各地"旅行"，而早期的猿类几乎一直生活在非洲。在大约 1700 万年前的中新世，这种情况发生了变化，猿类先祖开始向欧洲和亚洲迁徙，在那里又繁衍了 1000 万年。尽管我们一聊起猿类就会将它们与非洲森林联系在一起，但实际上，在很长一段时间里，欧亚大陆上的猿类比非洲要多得多。

"有些人认为，现代猿类实际上是由欧洲古猿进化而来，而不是源自同一时期的非洲猿类中的一个小群体。"贝根说。

包括贝根在内，这个领域大多数人都认为，中新世不断变化的气候对猿类的进化以及我们的命运产生了重大影响。在中新世的大部分时间里，地球气候温暖，这可能是古猿最初能够从非洲向欧亚大陆扩散迁徙的主要原因。但在 1300 万年前，气候开始变冷。适应性极强的猴子仍然保持广泛的分布（迪卡锡恩曾经开玩笑说："你可以把一只猴子扔在任何地方，它都能活得挺好。"），但许多猿类属种却走向了灭绝，剩下的则被迫回到了非洲大陆的偏远地区，直至今日仍在那里生存。气候变化也可以解释为什么红毛猩猩大约在同一时期从中国向南迁徙到了热带地区。

森林古猿的后代是迁徙回非洲的猿类之一，它们在那里分化为古代的大猩猩、黑猩猩、倭黑猩猩和人类。最终幸存下来的猿类，都是那些强大又聪明的，如此才能在和猴子表亲的激烈竞争中胜出、耐受气候变化和数千千米的迁徙。

猴子或许比猿类拥有更多生存资源，但是中新世中期的非洲猿类进化出了可以改变世界的智力。可以肯定地说，它们最终拥有了先进的认知能力，以及很多我们以为人类独有的心理品质（也就是说，这些品质其实并不是人类独有的）。

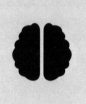

Upright Citizens

直立的　　种族

"要是你不介意我说脏话，我很乐意跟你聊聊人类大脑的进化。"

哥伦比亚大学的人类学教授拉尔夫·霍洛韦很爱爆粗口。80多岁的他是古神经生物学领域少数几位元老之一。古神经生物学是利用头骨化石的颅内模研究早期人类大脑进化的学科。2020年夏天，霍洛韦邀请我参观了哥伦比亚大学的人类学实验室。据他说，他几乎每天下午都在那里闲逛。

实验室简直是一片骨头的海洋：猴子的头骨塞满了橱柜；一张有整个实验室那么大的桌子，被数百个原始人的头骨和颅骨模型"淹没"；还有两具笨重的大猩猩骨架站在一扇玻璃门后看着我们。

"灵长类动物他妈的到底是什么时候重构成类似人类大脑的样子的？"霍洛韦有点夸张地发问。

"不知道，我还指望你能告诉我呢。"我说道。

在接下来的两个小时里，霍洛韦让我明白了我们的祖先和现代黑猩猩之间是如何分开的。

目前的推测是，物种分化的发生与我们的祖先冒险走出森林有着很大的关系，即使一开始只是暂时离开。地质学家告诉我们，大约900万年前，非洲赤道区域的大部分地区都干涸了。天气变得更具有

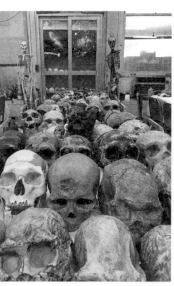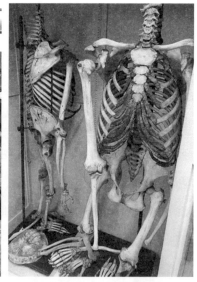

霍洛韦实验室的"骨头海洋"。桌子上摆满了从南方古猿到现代智人的人类化石记录所复制出的颅内模。另外还有美国自然历史博物馆馆长 H.C. 雷文 1919 年在非洲探险时所发现的大猩猩的骨架

季节性。郁郁葱葱的森林渐渐萎缩成稀稀疏疏的林地，后来变成稀树草原。这给生活在林间的猿类带来了生存压力，许多猿类被迫适应越来越多的远离树叶保护的"露天"生活。

在产生人类的那个进化分支中，自然选择逐渐偏向了更适合陆地生活的特征和行为。直立的姿势和双足行走的模式利于我们在地面走动，同时能腾出双手去做其他事情，例如远距离搬运食物。社会化程度的提高，有助于我们在有狮子和剑齿虎出没的新的危险环境中觅食、狩猎和自卫。

包括生物学家E.O.威尔逊在内的一些人推测，我们的祖先在正确的时间出现在了正确的地方。在稀树草原上，除了植物的块茎外，我们还能找到各种水果和花蜜作为食物，有利于我们的生存，只要小心别成为大型猫科动物的猎物。自然选择可能发生在许多适应性特征上，例如偶然发现一个水果特别丰富的区域可能对我们的进化起到一定的帮助作用。

霍洛韦认为，我们的发展和大脑的增大应归功于这些因素的综合作用，但他也承认无法确定哪些因素是最重要的。"目前，很难确定我们从黑猩猩中分离出来时到底发生了什么……部分原因是化石证据几乎为零，"他说，"但是这肯定与要在草原上生存这件事有关，这非常需要智慧。"

大卫·贝根也同意这一点。"为什么我们在与黑猩猩分离之后，会以这样的方向进化，这是一个非常重要又难解的关键问题，"他说，

"很可能是因为人类越来越多地在地面生存，开发地面上和树上的资源，并且能够在不同的林区之间移动。"威尔逊很大程度上也是这么推测的。目前普遍接受的理论是，一旦我们成为双足动物，进化就会倾向于某些更适应地面生活的特征。那些拥有更利于智力提高和更适应当地生态系统的基因的个体就会存活下来。

霍洛韦、贝根和其他很多人都认为，在我们分离出来以后的许多代中，人类和黑猩猩的种系仍然非常相似，几乎无法真正区分开来。我们会竞争同样的资源，在以植物为基础的杂食性食谱中添加一点猴子肉。在一段时间里，人类与黑猩猩甚至可以相互交配，直到两个物种的基因组差异逐渐显著。自然选择的力量，或许还有地理隔离，逐渐将我们分开。

很少量的化石证据记录了我们与非人猿类谱系的分离。2001 年，在乍得北部干旱的沙漠中，由法国古生物学家米歇尔·布吕内带领的一个人类学家小组发现了一块不完整的颅骨、几颗牙齿以及一些颌骨和股骨的碎片，他们认定这是人族的一个新的属，将其命名为"撒海尔人乍得种（Sahelanthropus tchadensis）"，这是非洲萨赫勒地区以及乍得的法语拼写的组合。当时在任的乍得总统给它起了个绰号叫"托麦人（Toumaï）"，在当地戈兰语中意为"生命的希望"。托麦最初被认为是已知最早的不属于黑猩猩谱系的人类祖先之一，科学家们现在认为它可能代表了两个物种的共同祖先，但目前对此尚无定论。

人类学家还收集到了 20 块被命名为图根原初人（Orrorin

tugenensis）的人族物种化石，图根原初人在 100 万年后出现在如今的肯尼亚，并且与黑猩猩有着很高的相似度。目前尚不清楚图根原初人到底是我们的直系亲属，还是一个分支出去后消亡了的表亲。但骨骼解剖结构表明，它可能是我们族谱中早期的人类之一，甚至可能是早期的双足行走物种。

在追寻人类祖先的时间线时，研究人员发现了大量 500 万年前更有说服力的化石记录。我们开始看到一些被确切地认定为人族的物种，它们是介于早期那些更像猿类的祖先与越来越接近现代人的物种之间的过渡物种。"缺环（missing link）"的概念，对于描述古人类进化过程中复杂的达尔文进化过于简单，但化石揭示了此过程中清晰的进化关系，有助于描绘我们的过去。

其中有一个奇怪的属叫作地猿属（*Ardipithecus*），绰号为"Ardi"。化石发现表明，至少在 500 万年前，地猿就在埃塞俄比亚生活了，它们可能是第一批持续探索草原的古人类。地猿的大脑和黑猩猩差不多大，它们的犬齿比雄性黑猩猩匕首一样的犬齿略小，比现代人类扁平的、没什么威胁的犬齿略大。地猿的手骨表明它们既擅长攀登，也擅长操作。它们似乎能在树上荡来荡去，同时也有两足行走的特征。总体而言，地猿的解剖结构有些令人迷惑。它们可能是现代人类的直系祖先，或者像图根原初人一样，是进化树上另一个断掉的分支。

1924 年，解剖学家和人类学家雷蒙德·达特从南非的一个小镇塔翁运来了两箱他认为是猴子或是某个已知猿类物种的化石。他花了几

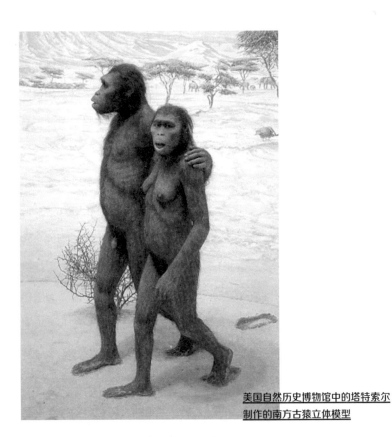

**美国自然历史博物馆中的塔特索尔
制作的南方古猿立体模型**

个星期的时间小心翼翼地清理这些化石，才使一块嵌在石头中的特别

的头骨显露出来，他意识到这是一个早期人类幼年个体的部分残骸，

这个幼年人类后来被命名为"汤恩男孩（Taung Child）"。达特认为他

发现的"汤恩男孩"是猿类和人类之间的一个中间物种，在 1925 年

将其正式命名为南方古猿非洲种（*Australopithecus africanus*）。科学界

在此后的数年间对达特的观点持质疑态度。最终，被发现的越来越多

的化石证实了他的观点。南方古猿属（*Australopithecus*）的成员通常被称为Australopithecines或Australopiths，被认为是第一个绝对直立的两足古人类。

　　能证明这一点的首个证据是枕骨大孔。枕骨大孔是位于颅骨底部的一个孔，脊髓从中穿过并与大脑相连。在汤恩化石中，枕骨大孔位于颅骨的前部，意味着这是一种头部垂直位于颈部上方的双足动物。而在脊柱平行地面、前肢悬垂的猿类中，枕骨大孔更靠近颅骨的后部。

　　随后发现的化石表明，南方古猿的长相，完全符合我们对于猿类和人类之间的过渡物种的想象：一只瘦骨嶙峋、毛发稀疏的黑猩猩，它身高约 0.9~1.2 米，用双腿站立。如果它们出现在今天，大概会被当成一个诡异的缩小版人类。南方古猿是最早使用石器的古人类，可能是为了屠宰猎物，它们的大脑比现代黑猩猩略大。像地猿和其他非人猿类一样，南方古猿的上半身显示它们具备攀爬能力，并且仍在树上生活了很长时间。此外，与猿类一样，它们具有很强的性二型，也就是雄性体型会比雌性大得多。最著名的一只南方古猿是露西，它的骨架（大约完整骨架的 40%）于 1974 年在埃塞俄比亚被发现。它的名字取自披头士乐队的歌曲《露西在缀满钻石的天空》，据说挖掘团队找到它的化石遗骸时正大声唱着这首歌。露西的发现进一步证明，人类与黑猩猩的谱系分离比之前认为的要晚。

　　如今，露西的遗骸被安放在美国自然历史博物馆的玻璃后面，位于霍洛韦在哥伦比亚大学的办公室以南 40 个街区。不远处，是一对并肩而行的南方古猿夫妇模型，雄性的手臂搂着雌性伴侣的肩膀。这是博物馆里动人的立体模型之一。

　　最近一次参观美国自然历史博物馆时，我听到一个小男孩问他的父亲："它们为什么光着身子？"小男孩冲着远古人类的私处哈哈大笑，他的父亲向他解释道："早期的人类有时候不穿衣服。"

　　我那次去博物馆是为了见人类学家伊恩·塔特索尔，他是美国自

大猿进化树

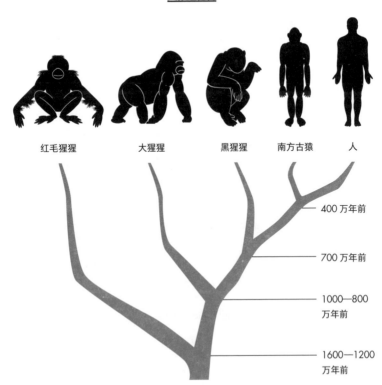

| 红毛猩猩 | 大猩猩 | 黑猩猩 | 南方古猿 | 人 |

400 万年前

700 万年前

1000—800
万年前

1600—1200
万年前

然历史博物馆人类起源厅的负责人，也是南方古猿夫妇模型展览的负责人。塔特索尔身材魁梧，为人低调。在我拜访的那天，他系了一条领带，上面画着可能是出自西班牙阿尔塔米拉洞穴的著名史前图画，看上去非常适合这个场合。后来，他在一封电子邮件中纠正了一下："领带上的图案其实融合了许多洞穴的图案。"无论如何，当我们漫步在迷宫般的大厅时，他的陪伴让我十分安心。博物馆的办公室与走廊相连，走廊上排列着满是灰尘的储物柜，里面存放着各种生物的骨头和遗骸。"就像博物馆一样，我们的储藏室也被摆满了，"塔特索尔指着众多储物柜中的一个说，"这里面全是驯鹿。"

在塔特索尔的办公室里坐下以后，他给我讲述了南方古猿的故事。

南方古猿属在给早期人类让位之前至少存在了 200 万年，随着时间的推移，它分支出了许多种。最早出现的是南方古猿湖畔种（*Australopithecus anamensis*），可以追溯到 400 万年前。2016 年，在埃塞俄比亚一个古老的河流三角洲附近发现了第一个近乎完整的南方古猿湖畔种的头盖骨。露西属于南方古猿阿法种（*Australopithecus afarensis*），在我们的谱系中是一个稍晚出现、身材纤细的种。汤恩男孩属于南方古猿非洲种，和人一样身材苗条、体态直立，是人属的近亲。早期人族还有一个更健硕的谱系是"强壮"南方古猿，属于傍人属（*Paranthropus*），可能是南方古猿阿法种的一个分支。

1976 年，人类学家在坦桑尼亚莱托利遗址的火山灰中发现了一组动物脚印的化石，这是犀牛、大象和羚羊在远古时代留下的印记。故

事是这样的：当时，耶鲁大学的古人类学家安德鲁·希尔与同事在进行
一场相互扔大象粪便的模拟战斗，希尔在躲过一堆粪便时摔倒了，他
摔倒时注意到了硬化的火山灰中留存的一些脚印。在接下来的几年中，
人类学家对这个遗址进行了研究，发现了一条与现代人类惊人相似的
足迹，结果证明是南方古猿阿法种，也就是露西那个物种的足迹。这
条足迹来自三只古猿，其中两只就是塔特索尔展览模型的原型。南方
古猿雌雄个体的体型差异很大，但它们的步幅是一样的。根据塔特索
尔的说法，这说明它们在行走时步调一致，也可能因为雄性的手臂正
搂着雌性。他谈到自己的策展决定时说："它们之间必定是以某种方式
互相支撑着，而这是我能想到的负担最小的姿势。"

　　这些脚印为南方古猿的直立行走提供了更多证据。和人类一样，
南方古猿的足有足弓，走路时两个脚轮流向前。这与其他步伐笨拙的
猿类形成鲜明对比。黑猩猩和大猩猩可以短时间内只用后腿走路，但
是姿势会显得很尴尬。它们的骨盆太宽，双腿摆动时会导致身体不稳
定。这种运动方式太浪费能量，因此一旦遇到危险，猿类通常会四肢
着地，悬垂着前肢逃跑。

　　人类学中一个长期存在的问题是，我们到底是先拥有了更大的大
脑，还是先变成了双足动物？莱托利遗址的发现以及后续的一些化石
和足迹证据表明，我们是先变成双足动物，然后进化出了聪明的大脑。

　　至于为何是如此，人们提出了有许多关于双足行走可能更具有优
势的理论。例如，双足行走可以让我们在稀树草原上看得更远，可以

摘到树上位置更高的果实。也有人说，用两只脚走路比四肢着地地笨拙爬行能更有效地利用能量，从而使得人类能够以更低的能耗行走更远的距离。此外，直立行走可能会减少阳光在身上的照射面积。猿类在热带气候中进化，通常利用树荫来保持凉爽。当它们来到平原地区时，直立行走就可以减少被非洲强烈的阳光照射的体表面积。这或许可以解释我们为什么大部分皮肤上没有毛发。我们是迄今为止毛发最少的灵长类动物，这是由于我们需要在烈日下走得更远以获取食物和水而产生的适应性改变。就和其他生活在炎热地带的无毛哺乳动物，如河马、大象和犀牛一样，裸露的皮肤可以帮助我们更好地散热。

我们可以在平原找到更多的食物来源。双手可以使用改良的工具和武器，进而手指变得更纤细、灵活，这最终强化了我们对于工具的使用。直立的行动姿势将雌性的生殖器掩藏起来，不像其他雌性猿类那样在排卵期间将生殖器完全暴露出来。一些人推测，这导致雄性对于雌性何时愿意接受交配开始感到困惑，只好更加关注自己的伴侣。为了最大限度地增加繁殖机会，这些雄性更有可能留在雌性的身边。

上述这些理论都有可取之处。但塔特索尔觉得很难判断早期人科动物从森林中走出来的危险性。南方古猿的身高不超过 1.2 米，它们太过瘦小，无法与稀树草原上的大型猫科动物抗衡，除非依赖灵敏的步伐。"这将是一场真正的豪赌。"他认为第一批离开森林的人类一定已经是双足动物了。"我认为，我们的祖先之所以会在平原上直立行走（毕竟这在当时还是一件极不寻常的事情），就是因为当他们还在树上的时候就已经挺直了躯干，习惯了用两条腿站立。"

　　塔特索尔同意贝根的一个观点，即我们的生活场所向平原迁移是一个历时很长的渐进式探索过程：先试试水，然后迅速退回到林地树木中寻找掩护。莱托利遗址的那行足迹延伸了 20 多米，表明这三只古猿当时正在穿越一片开阔的平原，没有任何掩体或保护。它们那时应该正在前往几千米外的奥杜瓦伊盆地，到那里的树林中寻找水源和庇护所。为了找到新水源，即使偶尔遇到狮子也是值得的。

　　回到霍洛韦关于早期人族大脑的问题，塔特索尔认为，在认知层面，早期人族与现代猿类非常相似 —— 已经具备了复杂的认知能力（但尚未接近智人）。2019 年的一项研究比较了大猿与南方古猿的头骨，发现现代猿类的大脑血供比南方古猿更充足（Roger）。考虑到大脑将 70% 的能量都消耗在突触活动上，而能量的输送依赖血液流动，因此许多媒体据此推断，现代猿类实际上比这些跟我们亲缘关系更近的祖先要更加聪明。但主导这项研究的生理学家罗杰·西摩认为这种解读言过其实："我们的研究只关注了血液流动的速度，以此外推到智力层面是站不住脚的。"

　　随着南方古猿的进化，大脑的结构和功能也会发生变化。"很明显，石器的制造是由南方古猿发明的，"塔特索尔说，"如果制造石器代表认知上的一次飞跃，那从这个层面上讲，后期的南方古猿比早期还不会制造石器时具有了更复杂的认知能力。"他补充道，像制作工具这样的进步并不能说明南方古猿对于世界的感知与其他猿类有什么不同。

所谓智力，其实可以有多种定义方式。

关于南方古猿的大脑已经进化得更像现代人类，霍洛韦也提供了一些早期证据。他的观察表明，智力并不仅仅与大脑的体积相关，正如许多科学家在这几十年中所假设的那样，它还与脑的结构及神经重组过程密切相关。

"那是 1969 年……不，是我得到终身教职的时候……老天啊，我也不记得是什么时候了，大概就是那会儿吧。"20 世纪 60 年代末的某个时候，霍洛韦到南非拜访了他学术上的偶像之一雷蒙德·达特，并研究了达特的著名发现。"我看到了汤恩男孩的标本，开始思考许多人关于大脑大小的说法是完全错误的，或者至少不是全部正确。"

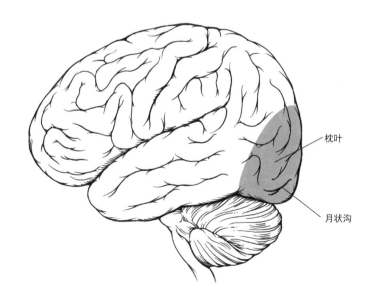

枕叶

月状沟

　　原始人的大脑中有被称为月状沟（Lunate sulcus）的褶皱结构，它贯穿我们的枕叶，也就是大脑后部处理视觉的区域。达特首先提出，在南方古猿中，月状沟的位置比在黑猩猩大脑中的位置更靠后，这意味着在我们的大脑体积扩张之前很久，它的构造就已经先发生了重组，有了类似于现代人大脑的结构；曾经高度敏感的灵长类动物的视觉中枢已经开始缩小，以便为负责高级思维和语言的皮质区域腾出空间。通过分析汤恩男孩和其他后来发现的化石的颅内模，霍洛韦证实，在南方古猿非洲种出现的时候，月状沟在大脑中的位置就已经比黑猩猩更加靠后了。

　　由于分析脑沟分布模式的科学尚不成熟，因此根据颅内模能够在多大程度上推测智力还有很大争议。但如果考虑更高层级的认知能力，显然我们可以研究前额叶皮质，也就是前额下方的一大片脑区，这是让我们能够计划、推理和创新的部位。霍洛韦告诉我，早期南方古猿的前额叶皮质结构和黑猩猩的相差无几；而较晚期的人族动物的前额叶皮质结构就已经和如今的我们很相似了，在占大脑的比例上远高于其他猿类。佛罗里达州立大学人类学教授迪安·福尔克是该领域的另一位杰出人物，她进行的颅内模研究首次发现，南方古猿大脑的多个区域（包括前额叶皮质）已经发生了重构，看起来与人类大脑更为相似。然而，福尔克和其他研究人员后来利用活的黑猩猩进行MRI扫描的结果又与此结论矛盾。她说："南方古猿的大脑沟回分布与猿类类似。"

　　大约两百万年前，我们人属从南方古猿中分离出来，可能经过了中间的过渡物种——南方古猿惊奇种（*Australopithecus garhi*）。我们从稍微直立起来的黑猩猩，又上了一级台阶，变成了即将统治这个星球的属。随着人属的进化，一场关于脑容量和功能进化上的"军备竞赛"即将拉开帷幕。

离乡游学 ▪

　　和很多其他物种一样，我们种属的名字也来自瑞典博物学家卡尔·林奈。1758 年，他将我们命名为智人（*Homo sapiens*），意思是"聪明的人"。

　　林奈将智人与红毛猩猩、黑猩猩共同归为灵长目（Primates），这个单词来源于"prime"，可以理解为"首要的"或"第一的"。他认为，灵长类动物是特别的，是动物中最高级的，其中人类又是独一无二的。"从道德角度来看待人和野兽，很容易就能发现二者之间有多么大的差异，"他写道，"人类是造物主心中值得赋予伟大思想的动物，他屈尊将人类当作最喜爱的孩子来抚养，并赋予其崇高的生命。"

　　令人有些费解的是，林奈既认为我们是上帝的特殊造物，又将我们与其他动物（尤其是那些黑猩猩）归为一类。这或许因为他以为智人是唯一存在过的人类物种。林奈认为物种是恒定不变的，他只是简单地将上帝创造的众多生命进行归类。以当时的知识水平，他无法知道，在 250 万年前到 1.1 万年前的更新世其实有许多人类物种在非洲、亚洲、欧洲和大洋洲漫步，我不禁想问，如果林奈当时意识到世界上还有其他人类物种存在过的话，他会将他们排在等级中的哪个位置呢？早期人类存在的证据或许曾经真的扰乱过他的思考——但对于一个 18 世纪的欧洲知识分子来说，这确实有些超前了。

最早被人类学家归为类人的物种是能人（*Homo habilis*），这一分支在 200 多万年前出现。化石显示，能人是南方古猿和后来的人类之间的过渡物种。差不多同一时期，直立人（*Homo erectus*）也分离出来，它可能是第一个走出非洲的古人类。它们拥有和现代人相似的大脑，是天生的旅行家。在格鲁吉亚的德马尼西以及中国的多个地区发现的化石表明，直立人的脚程惊人，可以走很远；而在克里特岛发现的化石证明了它们已经拥有航海能力。

另一种被称为匠人（*Homo ergaster*）的人类物种其实还存在争议。一些人类学家认为它们是非洲的直立人种群，但也有人认为它们可能是一个独立的古代人种。大约 70 万年前，人类进化出现了一次里程碑式的进展，海德堡人（*Homo heidelbergensis*）出现了。这一人种因其第一块化石在德国海德堡附近被发现而得名。在经历了一系列物种灭绝和物种分离造成的混乱后，目前科学家们认为是海德堡人或者其近亲进化出了尼安德特人、丹尼索瓦人，以及 30 万年前到 20 万年前的早期智人。

近期的一些新发现给人类的"叙事诗"进一步添枝加叶。2003 年，在印度尼西亚的弗洛勒斯岛，研究人员发现了一种从未见过的人族动物骨骼化石，它们可能是直立人的后裔，直到大约 5 万年前都生活在该地区。作为偏现代的人种，它们有些过分矮小了，只有 0.9~1.2 米。发现者将这个人种命名为弗洛勒斯人（Homo floresiensis），大众很快就将这些矮小的亲戚联想为"弗洛勒斯的霍比特人"。2019 年，在菲律宾的卡亚俄洞穴中，另一个矮小的人种被发现了。早在 2003 年，考古学家阿曼德·米哈雷斯在卡亚俄洞穴发现了早期人种活动的一些证据，受到弗洛勒斯人发现的启发，他后来又回到了那里，想看看泥土和石头里可能还埋藏着什么。结果他和他的团队发现了一些保存完好的骨头，属于尚不为人所知的某个人类物种，于是将其命名为吕宋人（Homo luzonensis）。过去，我们以为早期人类无法到达东南亚的岛屿，但现在看来似乎有一小部分人成功做到了。

2013 年，探险者在南非的新星洞（Rising Star Cave）里发现了一些骨头，于是我们的进化树上又有一个小分支被发现和命名。古人类学家李·伯杰牵头、由 47 名科学家组成的国际小组提出，这些化石代表了一个新的人类物种，他们称之为"纳莱蒂人（Homo naledi）"，"纳莱蒂"在当地的索托语中是星星的意思。这些遗骸可以追溯到大约 25 万年前，与早期智人、尼安德特人和丹尼索瓦人属于同一时代。

逐渐出现的新化石证据打破了"人类是以某种有规律的线性方式发生进化"的旧观念。随着人类的迁徙，他们遇到了新的动植物群、新的捕食者、新的生态系统以及其他人类。他们竭尽全力在新的环境中生存，尽管常常以失败告终。化石证据显示，至少有一群智人在 21

万年前从非洲迁出，最远到达了希腊。但是他们未能在那里长久留存，要么与尼安德特人融合，要么被尼安德特人给消灭了。向以色列的迁徙也遭遇了同样的失败。

作为我们直系祖先的那个智人群体则没有那么早离开故土。2019年，一项研究的作者分析了现存的1200多名非洲南部土著人的线粒体基因组，确定了现代人类的祖上（包括将线粒体传给我们的夏娃）在大约20万年前生活在如今的博茨瓦纳地区（Chan）。研究人员发现，一组简称为L0的基因序列可以将我们的血统追溯到这位夏娃，L0基因序列在如今的非洲南部土著科伊桑人的基因组中仍然十分常见。目前，相关学者认为，地球上所有现存的人类在母系上都可以追溯到具有该基因序列的女性，或者说至少可以追溯到一小群亲缘关系非常密切并且都具有这个基因序列的女性。

在接下来的七万年时间里，我们最早的先祖并未远离博茨瓦纳的马卡迪卡迪盆地。这片低地环绕着一个巨大的古湖（现位于卡拉哈里沙漠中），是寻找水源和伏击猎物的主要场所。当时，这片区域被干旱、荒凉的土地所包围，因此冒险离开太远是不明智的。但基因证据显示，大约13万年前，现代人类的先祖后来还是向更远的地方迁徙了。根据气候模型和地质样本，大约在这个时期，降雨量的增加创造出一条条绿色走廊，于是便有了更多植被和野生动物，让我们可以更安心地离开湖边的家园。随着气候的变化，我们直系祖先的足迹遍布了整个非洲，拥有了比以往任何物种更大的大脑和更强的认知能力；其中一些祖先以前所未有的速度走出了非洲大陆。

大脑的扩张 ▪

    为了测量脑容量，科学家们通常会评估颅骨的大小。最初的方法是通过用珠子或种子填满颅骨，然后将这些内容物转移到测量容器中进行测量。这种方法虽然比较粗略，但行之有效。而现在，我们可以通过CT（计算机X射线层析扫描）和MRI扫描对颅骨进行更加精确的分析。通过新旧技术结合所进行的研究，人类学家可以很好地了解千万年间古人类大脑的大小和复杂性是如何演化的。

    弗洛勒斯人的脑容量只有大约400cc（cubic centimeters的缩写，立方厘米），是所有已知人属物种中脑容量最小的，甚至与南方古猿相比也是小的——南方古猿的脑容量从阿法种的400cc到非洲种的500cc不等。将它们的脑容量与后来人种的颅骨进行比较，就可以得到大脑大小的变化与技能和行为的日益进步之间相对清晰的关联度。能人的脑容量大约为750cc，直立人约为900cc，海德堡人为1200cc，而如今我们脖子上的"大西瓜"达到了1400cc。用EQ指数（即一个物种大脑的实际体积与根据其体型所预计的大脑体积之比）来衡量脑容量的话，能人的EQ指数略高于3，与南方古猿和现代黑猩猩相似，直立人约为4，而海德堡人超过了5。

    人族大脑在进化过程中不断增大，而弗洛勒斯人是其中一个例外，他们的大脑偏小，这可能是由于他们的进化与世隔绝。弗洛勒斯人生活在安定不受打扰的岛屿上，因而不会有适应压力促使他们进化出一个更大的大脑。他们对生态系统了如指掌，包括天敌和食物来源。他们不用与其他人种竞争对抗，生活的环境也没有什么会带来进化压力的大改变。而生活在大陆上的人种则不得不在充满危险的生态系统中勉强求生，更大、更聪明的大脑是他们继续生存、战胜敌人和天敌的关键。

尼安德特人的祖先在 50 多万年前与我们的祖先分离，他们在欧洲和亚洲部分地区生活的时间远比智人要早，这是关于人类大脑的故事中一个充满谜团的片段。人们常说，尼安德特人的大脑比我们的更大，如果是和现代人类比，那么的确如此。但这是否就证明他们比我们更聪明呢？如果是这样，那么为什么不是尼安德特人幸存到如今，在我们已经灭绝的祖先颅骨里播种呢？

1856 年，德国尼安德山谷里，矿工们发现了一具不完整的骨架。几年后，地质学家威廉·金提出这些骨头不属于人类，而属于某个与人类有亲缘关系的物种，他将其命名为尼安德特人（*Homo neanderthalensis*），其中"thal"一词在德语里是山谷的意思。威廉·金提出，他们的"思想和欲望……没能超越兽性"，他们"没有道德和神学的观念"。50 多年后，解剖学家马塞兰·布勒证实了我们这群亲戚的野蛮，他在法国中部的圣沙拜尔遗址发现了一具近乎完整的男性尼安德特人骨骼。这个可怜的家伙患有关节炎，大部分牙齿都已经脱落，因此被称为"沙拜尔的老头"。布勒根据这具骨架重建的形象姿态懒散、形似猿猴，后来这个形象在大众文化中广为流传。H.G.威尔斯等科幻作家都喜欢借用这个形象，在威尔斯的《恐怖之人》（*The Grisly Folk*）中，尼安德特人被塑造为令人恐惧的诡异人形怪物。

现在我们知道，尼安德特人的智商很高。他们和我们一样，能利用火取暖和烹饪食物，也会用石头和骨头制成工具，用兽皮做衣服，还会用桦树焦油制成胶水。他们拥有的饰品、仪式和洞穴艺术表明，他们已经具有了象征性思考的能力，而这种能力一直被认为是现代人类所独有的。2018 年，研究人员宣布，西班牙境内发现的三处洞穴艺术，在过去一直被认为是一些具有高度创造力的智人的作品，实际上是由尼安德特人在至少 6.5 万年前绘制的，比我们智人到达西欧的时间还要早 2 万年。消息公布后，威廉与玛丽学院的人类学教授芭芭拉·J.金为美国全国公共广播电台（NPR）撰写了一篇稿件，题为"为什么对尼安德特人是古老穴居人的刻板印象如此根深蒂固？"

尼安德特人在大众眼中的形象正逐渐好转。塔特索尔策划的展览展示了这样一个场景，一位完全直立的尼安德特男性在雕刻一柄长矛，一位尼安德特女性坐在他身边刮着兽皮。德国梅特曼的尼安德特人博物馆则展现了如果尼安德特人生活在现代社会将会是什么样子：一名尼安德特男性穿着蓝色的西装和带纽扣的衬衫，头发梳得整整齐齐，他小心翼翼地拿着一把锋利的石斧，体态有些像猿类。看到与我们亲缘关系最近、几乎可以肯定是被智人灭绝的古人类之一穿着现代的职业装时，会让人有一种深深震撼的感觉。这样的画面虽然熟悉却令人不安，而一只穿着夹克、叼着烟斗的古怪黑猩猩形象反而让人感觉好受多了。

智人文化和尼安德特人文化在很多方面是相似的，但我们的大脑却朝着不同的方向扩张和进化。尼安德特人的大脑偏细长形，像一个橄榄球；而我们的大脑更多的是均匀扩张，像一个不太规则的排球。一些人认为，由于尼安德特人比人类更强壮，他们需要更大的大脑来控制体型更大的身体和更多肌肉。此外，因为尼安德特人的眼睛很大（这可能是由于他们生活在高纬度地区，日照时间较少，冬季更加漫长，黑暗环境使视力更发达），他们的大脑会为视觉处理中心分配更多的组织，而牺牲一些其他脑区，例如那些负责社交和认知技能的区域。因此，虽然尼安德特人的大脑在演化过程中变得更大，但并不一定拥有传统意义上公认的更高的智力（Pearce，2013）。

当对比两个物种时，我们通常对比的是现代人类的大脑和古代尼安德特人的大脑。但实际上，三万年来人类的大脑一直在变小。可能的原因有很多。霍洛韦认为，在更加现代的人族物种里，大脑解剖结构和神经回路的重构在认知功能中的作用越来越重要，其重要性已经超越了大脑的体积。如果仔细观察某些早期智人的颅内模，就可以发现当时我们的大脑和尼安德特人很相似，从1100cc到1750cc不等。在历史上的某段时期，古人类曾拥有比现代人类要大得多的大脑。因此尼安德特人的脑袋更大这件经常被引用的事情其实给了我们一些警示。

随着更新世期间我们大脑的变化，人类的体格也发生了翻天覆地的改变。我们的手指变得更加纤细灵活，脸和下巴逐渐变小。随着可食用食物种类的增加，我们变得更加杂食化，因此牙齿也发生了巨大的变化，用于捕猎的犬齿缩小了，臼齿变得更平，以便磨碎纤维性食物。化石显示，男性和女性的体型也逐渐趋同，性二型显著降低。在直立人中，男性体型比女性要大25%，这一差异比现代人类要大，比南方古猿要小。

在肯尼亚发现的一组直立人的脚印表明，他们的脚跟、脚背和脚趾都已经与智人非常相似，并且和我们有着相似的行走步态（Bennett，2009；Natalia，2016）。南方古猿的腿较短，更接近黑猩猩，而直立人已经拥有像智人一样的长腿，他们还拥有准确投掷的能力。

2013年一项研究的作者通过将化石与哈佛大学棒球运动员的动作捕捉进行比较，发现了有效抛出投掷物所需要的三个基本适应性改变：位置较高以方便旋转躯干的腰部、具有更强旋转能力的肘关节和位置较低的肩膀（Roach）。这些适应使得直立人和后来的智人能够通过屈起手臂积累弹性能量然后快速释放。200万年前，直立人的出现同时伴随着肉类食物和狩猎活动的增加。那时的猴子和黑猩猩可以进行一些准头不佳的投掷动作，但直立人和早期的智人已经能够做到在一定距离上以一定精准度投掷石头和长矛了。而我们更近代的祖先能够使用这些投射物作为远距离武器，帮助击倒猎物和抵御敌人。

这项研究一发表，立马产生了很多与棒球相关的比喻。新闻头条里马上宣称"直立人是历史上第一位首发投手"。当然，直立人也可能是第一位马拉松运动员。与我们猎杀的羚羊和斑马等许多四足动物相比，人类的冲刺能力远不足以与它们匹敌，但我们有超强的毅力和耐力，可以远距离追踪猎物，耗到它们精疲力竭为止。

大约在 4.5 万年前，至少有三类脑容量较大的人族物种在非洲和欧亚大陆上迁徙。尼安德特人迁徙到了欧洲，丹尼索瓦人迁徙到了亚洲。当时，我们的智人祖先已经开始在这两个大陆上生活，并且有一部分仍然继续在非洲生活。我们与其他人族同胞共同生活了数千年，我们会战斗、使用工具和火。几个人种之间也会相互交配，我们基因组中散布着的尼安德特人和丹尼索瓦人的DNA可以证明这一点。

虽然化石中的DNA很难提取，但是研究人员已经从尼安德特人和丹尼索瓦人的遗骸中提取到了他们的遗传物质。大多数非洲以外的人种都带有约 2%的尼安德特人的DNA，而丹尼索瓦人的DNA在某些亚洲人的基因组中高达 5%，这说明了不同人种间其实有着一定程度的相互影响。

至于这三个人种为何能够出现并存续下来，目前来说还是一个无法说清的难题。大多数科学家认为是自然选择作用于几个特定且必要的特征让我们生存了下来，但塔特索尔对这个观点持保守态度，他认为，导致不同人种成功或失败的众多选择压力和生态影响千头万绪，无法厘清。但他也承认其中的某些因素的影响可能更显著，包括社会性、符号以及语言的交流、多样化的饮食和对气候变化的适应等。

"所有这些都是必要条件，但没有一个可以构成充分条件。我认为这是我们的故事中非常重要的一部分，在过去几百万年非洲极度不稳定的环境中，自然选择是在促进其趋向稳定的，"塔特索尔说，"因此，适应其中任何一种环境可能都不是明智的选择。"

塔特索尔认为，自然选择会进行末端淘汰，那些极度不适应环境的物种灭绝了，而能够在更普遍性的环境中生存、适应性更强的物种幸存下来。他说："如果要问化石记录给了我们什么启示的话，那就是人族物种的进化并不是在几千万年里对其中几个特定谱系进行微调的过程。"相反，这是一个在大量人族物种中进行的激烈的进化实验。"我们被'如今只剩下一个人族物种'的论断严重误导了，往往认为这是理所当然的正常现象，但实际上那时的情况比现在要混乱、复杂得多。"

化石可以告诉我们很多有关人类进化史的信息：我们的祖先长成什么样，他们怎么走路，吃了什么东西，我们的大脑解剖结构发生了怎样的变化。但霍洛韦承认，颅内模和骨头碎片能告诉我们的其实也是有限的，它们只能显示大脑表面的轮廓，而无法说明在进化过程中我们的大脑在神经内部发生的事情。

尽管霍洛韦毕生致力于研究颅内模和大脑外部形态，但他承认，想要进一步了解人类认知进化的历史，其核心在于我们的DNA，尤其是考虑到未来不能再进行活体猿类研究。像认知这样复杂的特质，很可能同时受到基因及我们所受的教育和所处环境的多重影响。要确定这些影响如何塑造了我们的大脑并非易事，但如果早期人族物种的某些基因组合能够提高繁殖率或存活率，那么自然选择就会倾向于保留这个基因组合。基因组研究正在帮助我们找到大脑可能的进化路径，以及我们的祖先与其他猿类物种在神经方面的不同之处。

　　SRGAP2 是一种哺乳动物共有的基因，它编码的蛋白质能够在神经元发育过程中帮助引导其迁移，并会影响整个大脑的体积以及大脑皮质中神经元的数量。在过去的 300 万年里，这个基因发生了 3 次自我复制，它的 4 个亚型并排分布在我们的 1 号染色体上。其中一个重复序列*SRGAP2C*大约出现在 240 万年前，正好是南方古猿向人属过渡的时期（Dennis，2012）。这个复制的基因似乎抑制了原始*SRGAP2* 基因的活性，而原始*SRGAP2* 基因的作用是负责启动新皮质的扩张。这种新的变异减缓了大脑的发育，使得神经元能够发育得更长，并在彼此之间建立更高级的联系。随着时间的推移，我们大脑皮质中的突触连接进一步增加，这意味着大脑中有了更大量的神经元交流。这使得人类变得更有能力，能执行的任务更多、思想更为丰富。

　　2018 年发表的一项研究中报告了另一组人类特有的复制基因，这组基因很可能也参与了我们大脑皮质的形成（Suzuki；Fiddes）。它被命名为*NOTCH2NL*，大约在 350 万年前的一次复制中被"启动"，而后又在基因组中被复制了三次。当我们还在子宫中经历大脑的发育过程时，这组基因就会被表达，正是它们所编码的蛋白质驱动干细胞发育成我们大脑的神经元。*NOTCH2NL*基因活性的增加似乎会让大脑的发育速度变缓，从而使得大脑皮质有更多时间进行扩张。大猩猩和黑猩猩的体内也有相似的基因，但是它们并没有发挥类似的功能。在灵长类动物中，目前已知的只有智人、尼安德特人和丹尼索瓦人有多重拷贝的*NOTCH2NL*基因。

关于我们的大脑是如何发育的，以及人类所特有的基因、基因表达模式和复制模式如何塑造了人类的自然史，这样的研究如今越来越多。在我们与其他大猿分开以后，我们的大脑皮质经历了快速扩张，正在蓬勃发展的基因组科学应该会进一步阐明我们的大脑是为何以及如何进化成如今这个样子的。

"我想基因组学会越来越先进，最终将取代过去的很多研究方法，"霍洛韦说，"遗传学家将会告诉我们，某些基因的变异与人类的哪些特征有关，比如，是引发了从 80 万年前开始的前额叶皮质扩张，还是导致了我们语言中枢的不断增大。这实在是太令人兴奋了。"

永葆青春者 ∎

脑子太大会给生育过程带来困难。

人族女性骨盆的扩张有一定限度，否则她们就无法用两条腿舒适自如地直立行走。骨盆较窄的人在非洲平原保持直立的姿势奔跑相较骨盆偏宽的人更有优势。而当人类婴儿的脑袋太大的时候，生产者就会陷入科学家们所说的"分娩困境"。在哺乳动物、灵长类动物和人类的进化过程中，大脑体积的增大无疑对认知能力的增强至关重要。灵长类动物大脑的大小是其他类似体型哺乳动物的 2 倍。自从 700 万年前我们和黑猩猩分开以后，人类的大脑体积逐渐增大到过去的 3 倍左右，这个过程主要发生在过去的 200 万年间。这种飞速的扩张导致需要一些进化上额外的变通手段。

出生时，我们的头骨上会有一个开口，称为囟门，这是婴儿头部最柔软、最易受影响的部位。在分娩过程中，囟门的存在使得头骨之间能够发生一定程度的重叠，或像地球上不同的构造板块一样互相滑动，这就是人类婴儿的头骨具有可塑性、可以发生形状改变的原因。出生后一段时间，朝向头部前方的囟门仍保持开放，让我们的大脑在婴儿时期可以快速发育。大约两岁时，囟门开始骨化，或者说被骨头填满，我们头部的骨骼会融合在一起，形成一个完整的、更加坚硬的颅腔。黑猩猩和倭黑猩猩出生时这个空间基本是完全封闭的。尽管其他大型猿类也很聪明，但它们没有我们这样进化赋予的机制，无法在生命的早期就长出强大的额叶皮质。

2012 年，福尔克主导了一项研究，将人类、黑猩猩和倭黑猩猩的头骨与汤恩男孩的头骨进行比较，希望确定这种囟门闭合延迟的现象在我们进化过程中的哪个时间点出现，进而确定由增大的额叶所驱动的复杂思维是什么时候进化出来的。通过计算机三维建模，她发现汤恩男孩的颅腔内铸模型里可以观察到一个三角形的囟门残留物。这意味着，早在南方古猿时期，由过大的大脑带来的分娩困境已经被解决。在人类真正进化出来之前，我们的祖先就已经拥有了柔韧的、可扩展的颅腔，以容纳一个更大的大脑。

另一个解决"分娩困境"的方法是在子代还小的时候就分娩，此时他们的颅骨还小、未完全发育，因此妊娠过程更容易把控。大多数其他哺乳动物离开母亲的子宫以后就可以四处走动，或者至少可以蹒跚而行了，而人类婴儿在出生后的前几年都非常脆弱，这其实是一种折中手段，让我们的大脑能够在离开子宫后再经历一段长时间的发育，这期间它会受到环境的影响和互动而不断成长，并且无须担心食物和躲避捕食者这类问题，这些问题由父母解决。黑猩猩和倭黑猩猩也会经历漫长的童年，它们的哺乳期长达五年，子代会观察、模仿母亲和其他成年个体的行为，学习如何在世界上生存。而人类幼崽在这段长时间的认知成熟期与黑猩猩和倭黑猩猩相比就显得无所事事了，他们并不会主动学习如何在世界上生存。

即使这些方式弥补了大脑的缺点并保证其发育，智人和尼安德特人的大脑最终还是达到了体积增加的极限。渐渐地，大脑构造和神经元连接的方式在进化新的认知能力方面开始变得与体积同样重要。

有证据表明，大脑结构在更新世末期发生了进一步的改变。位于西班牙的西玛德罗斯赫索斯（Sima de los Huesos）遗址，也就是"骨头之坑"，是迄今为止发现的较为丰富的人类化石遗址之一。自20世纪70年代这个遗址被发现以来，当地一个约13米深的洞穴底部已经出土了来自 30 多个不同个体的骨骼化石，这表明了此处可能是某个丧葬仪式的遗址。2014 年，科学家们通过对洞穴中 17 个头骨（可追溯到 43 万年前）进行的分析发现，它们具有一些与尼安德特人相关的特征，例如突出的眉骨，但它们的颅骨与直立人更相似，也就是在进化上的阶段更早（Arsuaga）。它们是一个中间过渡人种，可能是尼安德特人进化的第一阶段。

颅内模显示，大多数人族物种其实都来自一个共同祖先，这个共同祖先具有南方古猿所不具备的颅骨特征。正如霍洛韦和威斯康星大学麦迪逊分校人类学家约翰·霍克斯在 2018 年所报道的那样，即使是我们的小脑袋近亲纳莱蒂人也经历了与其他人族物种相似的额叶皮质重塑过程。"也许大脑的大小并不像我们想象的那么重要。"霍克斯说。

塔特索尔也认为，大脑构造和神经元连接的变化在现代人类大脑的形成过程中与大脑体积的变化同样重要。"我同意这种观点。与大小相比，神经回路才是关键，"塔特索尔说，"神经回路的增加使得信息处理变得更加节能、有效。"

在人类大脑塑造的过程中，一个至关重要的影响因素是驱使"纺锤形神经元"（即von Economo神经元，缩写为VENs）发育的基因变异。VENs是在大型猿类、海豚和大象的大脑中负责快速交流的神经细胞，它在与高级认知有关的三个脑区中普遍存在，这三个脑区分别是：负责冲动控制、决策和道德感的前扣带回皮质，目前被认为负责产生意识和自我意识的岛叶皮质，以及参与规划和抽象思维的背外侧前额叶皮质（Allman，2011）。

　　神经科学家喜欢研究的另一类细胞是锥体神经元，它因呈三角形、金字塔状而得名。在我们大脑的最外层，即大脑皮质，大约三分之二都是锥体神经元。在大多数哺乳动物中，大脑皮质可以分为六层，每一层都有不同的神经元群体，与大脑的其他区域相连，就像一块微观层面的神经元提拉米苏。灵长类动物的锥体神经元在动物的一生中会经历大规模的重塑，这种重塑与灵长类动物的经历有关。与其他大

新皮质的构造

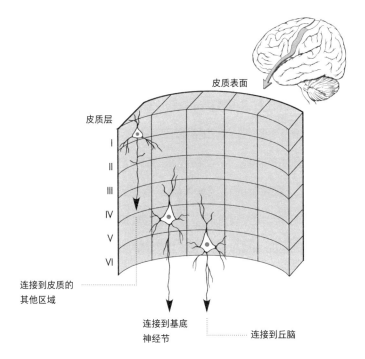

皮质表面

皮质层
I
II
III
IV
V
VI

连接到皮质的
其他区域

连接到基底
神经节

连接到丘脑

多数哺乳动物相比，猕猴和狨猴额叶的锥体神经元分支尤其丰富，黑猩猩则更甚，而人类的锥体神经元网络犹如迷宫般错综复杂。杏仁核大部分也是由锥体神经元构成，是我们大脑的情绪中心，其内的神经元群以不同速度发育，有些神经元在出生时就已经完全成型，有的则会晚一步发育，需要待个体离开子宫、随着外界环境中的信息涌入而逐渐形成。这使得年幼的灵长类动物能够建立起其他哺乳动物所没有的社会性和情感联系。加利福尼亚大学圣迭戈分校的人类学家凯特琳娜·塞门德费里在一系列通过显微镜直接观察脑组织的研究中发现，人类杏仁核的有些区域的体积及其在大脑中所占的比例更大，其内神经元数量也比有着类似大脑体积的猿类更多。黑猩猩、倭黑猩猩和大猩猩都会有情绪波动，但是给它们看《老友记》并不会让它们泪流满面（Kaas，2000）。

通过对比自然死亡的大型猿类的大脑，塞门德费里发现，一些大脑区域的重组提高了社交性、认知和情感意识，从而使得我们成为人类。人类大脑皮质中的神经元不仅在数量上有所增加，而且它们之间的距离也更远了，这使得脑细胞之间有更多互相连接的空间。塞门德费里还发现，我们在与黑猩猩分离以后，前额叶皮质中一个被称为布罗德曼第 10 区（Brodmann 's area 10）的区域开始显著扩大，这个区域被认为与记忆和目标的形成有关。

大脑整体的体积无疑对于人类的智力很重要，但霍洛韦、福尔克、塞门德费里还有许多其他研究者都证明了，智力的形成并非只与大脑体积有关。人类智慧的根源来自大脑结构的重塑和新的神经回路的形成，某些脑区增大某些脑区缩小，但从颅骨占整个身体的比例上看，容纳大脑的颅骨的体积在进化趋势上仍然是增大的。

30 万年前，地球上居住着至少 9 个已知的人族物种，而如今只剩下了一个。最后一个尼安德特人在 4 万年前从地球上消失，而之后丹尼索瓦人又存续了 2 万年才灭绝，把"人类"之名完全让给了智人。尼安德特人和丹尼索瓦人中都有一小部分曾经与我们的祖先通婚、融合。可能是气候变化影响了尼安德特人可获得的资源，降低了他们的生育率，从而导致整个种族的衰落（Degioanni，2019）。而其他古代人族物种的消失多半都和我们的到来有关。尼安德特人和丹尼索瓦人在与智人频繁相遇之后不久就灭绝了。他们和我们迁徙到相同的地方，由此可能产生了竞争、冲突甚至战争。在欧洲的一些地区，我们与尼安德特人共存的时间可能长达五千年之久，但最终他们还是灭绝了。

我们重组后的大脑体积巨大，适应能力超强，带领我们征服了世界。虽然不知道是好事还是坏事（也可能是灾难），我们以前所未有的速度统治了地球，这是在其他物种中从未发生过的。在我们的智慧、适应能力和合作能力面前，其他人族物种日渐衰落。我们对世界上许多大型动物使用了同样致命的"武器"。智人的出现导致了许多巨型动物的灭绝，例如猛犸象、巨型地懒，还有雕齿兽（Glyptodont，一种体型堪比汽车、形似犰狳的巨大野兽）。在更新世末期，任何超过 40 千克的生物都是我们的猎物。我们逐渐成为敏锐又聪明的猎人，即使面对一头六吨重的愤怒的乳齿象（Mastodont）也毫无畏惧。正如伊丽莎白·科尔伯特在她的著作《第六次大灭绝》中所写，从来没有一个物种导致如此多其他生物的灭绝。而现在，随着全球变暖，我们的星球本身也受到了威胁。

2019 年，科学家们曾经报道过一串像珠子一样穿在一起的鹰爪化石，它在西班牙的福拉达达洞穴（Foradada Cave）中出土，该洞穴是一个已知可追溯到 4 万年前的尼安德特人遗址。作者称这一发现为"尼安德特人制作的最后一条项链"，这也支持了此前关于尼安德特人已经掌握了象征意义的一些证据（Rodríguez-Hidalgo）。令我好奇的是，如果他们锥体神经元排列的方式稍微变一变，他们会不会有可能存续到今日呢？如果他们获得了可以扩张前额叶皮质的遗传变异，或迁居到世界上另一个气候不同、生态选择更多的区域，他们能否成功幸存？他们是会像我们一样四处征伐占领地球，还是更愿意和平共处？我们的这些近亲可能会和我们一样，在残暴和仁慈中自我斗争、艰难抉择。我还很想知道智人和尼安德特人是否曾经比邻而居，这大概率是没有的，因为我们的竞争目标几乎完全相同，无可避免会产生对抗。这样的两个物种之间，假设其中一个拥有了认知上的微弱优势，最终会不可避免地征服另一个。

如果没有灭绝，那生活在现代的尼安德特人会有什么能力呢？除非有一个疯狂的基因计划将地球上已消失的人族物种复活，否则我们永远都无法知道答案了。

大脑的社会性

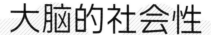

2

第二章

Part

■■■

人类从社交生活中

获得的便利比伤害要多很多。

——斯宾诺莎，《伦理学》，1677 年

（著名哲学家， 近代西方哲学的三大理性主义者之一）

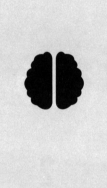

Groomsmen

同　伴

　　达尔文在《人类的由来》一书中写道："社交本能使动物喜欢与同伴交往，并对它们怀有一定程度的同情心，以及为同伴提供各种帮助。"

　　应该没什么人会否认人类需要同伴。人类的社会性越来越强，并发展出更丰富、有效的符号语言交流方式，这是人类社会的重要组成部分。我们的社会自我很大程度上可以追溯到一种看似平凡的猿类活动：梳理毛发。

　　两只灵长类动物互相为对方梳理毛发，它们便成了永远的好朋友。

　　猴子和猿类每天要花好几个小时为同伴清理毛皮上的泥土、碎屑和虫子。最初，这种做法可能是为了确保双方都能够保持清洁并远离病菌和昆虫的侵扰。但随着时间的推移，这种行为逐渐演变成了一种高度社会化的交流方式。当同伴在互相梳理毛发的时候，其他猴子能够通过谁给谁梳理来识别或推断它们在群体中的地位。在猕猴中，雌性通过梳理毛发来维持终身的关系，而雄性之间的相处并不那么友好，但它们也会为雌性梳理毛发，尤其是在交配季节。梳理毛发会释放内啡肽，这与我们的身体在享受性爱、毒品和美食等过程中产生的一种令人愉悦的阿片类物质相同，有助于平息猴子在打斗或冲突后的紧张情绪、稳定社群、减轻痛苦和压力。黑猩猩之间的相互梳理是一种交易行为，可以用于在斗争中获得支持，也可以用于交换食物。这种现象为我们提供了一个了解祖先合作机制的窗口。

梳理毛发的关系是灵活的，就像人类会根据身边的人—— 父母、朋友、同事—— 改变自己的行为一样，互相在对方身上捉跳蚤的活动也有社交上的细微差别。如果你是一只黑猩猩，当你的朋友身边有另一个朋友时，你就会避免为它梳理毛发，因为它的另一个朋友可能会加入进来，让你无从插手。甚至可能你的朋友接受了新同伴，而没有回应你的梳毛就拍拍屁股走了。黑猩猩能够通过某种基本形式的推理和规划来克制自身的欲望，这在非人类动物中是非常少见的。和人类一样，黑猩猩能够预测某种期望行为的发生情况。它们也会为社交地位更高的同伴梳理毛发，以便在未来获得更多的人气和保护。

埃默里大学的灵长类动物学家弗兰斯·德瓦尔在他的著作《倭黑

猩猩和无神论者》中回忆了他的研究小组中一只特别受人喜爱的倭黑猩猩阿莫斯的死亡。这只倭黑猩猩的身体状况很糟糕，患有癌症和肝脏肿大，但它并未表现出来。阿莫斯会在与世隔绝的状态下躲上几天，偶尔露面的时候会表现得很自信，仿佛什么事都没有发生过，然后又像幽灵一样消失。雄性倭黑猩猩如果表现出任何脆弱的迹象，那么它在其他争夺首领地位的雄性倭黑猩猩面前都不会有好结果。阿莫斯的健康状况最终还是恶化了。德瓦尔和他的团队请来了一位兽医，并打开了阿莫斯围栏的门，其他倭黑猩猩都想进去看看。一只名叫黛西的雌性倭黑猩猩穿过半开的门，为阿莫斯梳理耳后的毛发。然后，黛西把木屑从缝隙中塞进阿莫斯的背部和墙壁之间作为垫子。德瓦尔认为，黛西大概认为在自己的背部和墙壁之间夹着木屑会觉得舒服一些，于是将这种愿望投射到它即将死去的朋友身上。德瓦尔写道："我相信猿类会站在别人的角度考虑问题，特别是当朋友有困难的时候。"像我们一样，倭黑猩猩有时似乎对彼此怀有一种同情心。

　　和人类一样，倭黑猩猩也有可能会表现得小心眼。就像关系最好的初中同学和别人一起吃午餐时你会不爽，或者一个员工观察到他的老板偏爱某个同事时而嫉妒一样，倭黑猩猩若发现一段处于萌芽的梳理关系可能会影响自己未来获得梳理的机会，它们就会很快阻止这种关系的发展。它们会密切关注自己社交关系和性关系可能受到的威胁。这好比是一场真实生活中的交谊舞会，反映了人类社交智力的开端，其中涉及情感、吸引力和嫉妒等复杂的情绪和行为。

20 世纪 80 年代中期，进化生物学领域的先驱艾伦·威尔逊证实，脑体积相对较大的脊椎动物在解剖学上的进化速度更快。他发现，进化变化的速度在某些鸟类和高等灵长类动物中更快，而在智人属中尤为迅速；他提出，在能够进行"行为创新和新习惯的社会传播"的动物中，进化是加速的。

形成社区群体并能够共享信息，这在早期人类的许多方面都发挥了重要作用。一个社会群体意味着保护、关系的维系以及技能和知识的传递。相应地，我们的大脑也在成长和重组，以适应更多的集体生活。

许多学者认为，越来越多的社交行为在人类最终胜出并统治地球的过程中发挥了重要作用。"社会脑假说"认为，随着我们从猿类中分离出来，我们的祖先越来越多地演化出有助于我们生存的社交方式。牛津大学人类学家罗宾·邓巴在这一理论的发展中具有重要影响力，他最初提出一个论点，即动物的社交智力越高，它的大脑往往就越大。

这种观点后来演变为大脑大小与社会群体和社交关系的复杂程度之间存在相关性，而不一定是绝对的群体规模。邓巴问道："问题在于，为什么猴子和猿类的大脑比其他动物的大脑大得多，尤其是在考虑到体型大小的情况下？不同的人都声称，这是因为它们生活在社会关系较为复杂的群体中，而我提供了证据。"他补充道，即使在猴子和非人猿类中，拥有更大大脑的物种也倾向于生活在更大的群体中，处理的关系也更多。

人类拥有迄今为止所有动物中最复杂的社会网络，但邓巴认为，我们能处理的互动数量是有上限的。根据人类大脑新皮质的大小，他计算出人类应该只能维持大约 150 个有意义的社交关系——或者用他的话说，就是在酒吧里一起喝一杯会令你感到舒服的人数。互相梳理毛发可以让黑猩猩维持大约 50 到 100 名成员的社交群体。邓巴认为，有声语言使人类的社交圈显著扩大，但仍处于平稳状态。他指出，在当代西方社会，每人平均会寄 150 张圣诞卡。其他研究表明，无论我们在社交平台上有多少粉丝，我们都只能与 100~200 人进行持续、有意义的互动。"邓巴数字"似乎在狩猎采集者、工业化社会，甚至是虚拟社交网络中都站得住脚。

哈佛大学人类学家理查德·兰厄姆并不完全认同这一点。他认为邓巴的数据来自过于广泛的灵长类动物样本，而给我们的社交能力指定一个特定的数字毫无意义。他说："根据现有的证据，我基本上持不可知论的态度。但我确信，竞争和合作对于一个群体内的成员而言，在认知上是一种沉重的负担，因此在进化的过程中可能受自然选择的影响。"

苏格兰圣安德鲁斯大学的灵长类动物学家凯瑟琳·霍巴特指出，一些猴类物种生活在非常大的群体中，但往往不太擅长社交。"社会脑假说是一个非常有力的假说，"她说，"但我们之所以成为人类，可能不仅仅是因为我们驾驭社会关系的能力。"

霍巴特指出，一些研究的观点认同对空间和技术能力的选择塑造了猿类和古人类的智力。这被称为智力的"生态假说",即个体从环境中获取营养物质的能力是成功和生存的关键,而这个能力在大多数情况下与社会行为无关。

随着社会脑假说的盛行,如今这一观点已经失宠。但在 2017 年,亚历克斯·德卡西恩与他人合著的一项研究再次引发了一场争论,关于充分利用环境的能力是否推动了大型灵长类动物大脑的进化。德卡西恩比较了 140 多种灵长类动物的大脑大小,包括猿、懒猴和狐猴,以及它们对水果、树叶和肉类的摄入量。她还将大脑大小与群体规模、社会组织和交配系统进行了比较。通过观察一些因素,比如某一特定灵长类群体是否喜欢独居而不是伴侣生活,或者他们是否实行一夫一妻制等,她和同事们认为,理论上他们应该能够确定社会因素是否对大脑的进化做出了贡献。但他们发现,与社交生活相比,饮食偏好 —— 尤其是水果摄入 —— 对塑造灵长类动物大脑的影响要大得多。以水果为食的物种,称为食果动物(Frugivore),其大脑明显大于杂食动物(Omnivore)和食叶动物(Folivore,尤指喜欢吃树叶的灵长类动物)。

邓巴认为无法将社会脑假说与智力的生态假说分开讨论,因为社会行为的选择压力与生态环境息息相关。在猴子和猿类中,像寻找食物这样的活动往往也是在群体中更容易成功。适应不断变化的环境往往通过社交角度来展现。假设气候变化导致曾经繁茂丰盛、长满高热量果实的森林消失,那么一个群体一起寻找新的食物来源可能会更高效；当有人挖到了一根可食用的块茎并通知他人后，大家就可以分享信息。邓巴表示："当寻找食物成为限制生存能力的因素时，分享信息就变得尤为重要。如果捕食是个重大问题，那么保持群体一起行动更为有益。社会脑假说也可以被视为一种生态学假说。"

营地 ∎

著名生物学家E.O.威尔逊认为，早期人类之所以能够占据优势是因为他们是真正的社会性生物，即他们的群体中有好几代人共同生活，分工明确并且具备利他心理、有利他行为。像我们这样真正的社会性生物并不多见，除了人类之外，真社会性只存在于白蚁、蚂蚁和少数蜜蜂物种中，威尔逊是这方面的顶尖专家（他在 1990 年出版了一本700 多页的蚂蚁专著）。

威尔逊观察到，真社会性动物会筑巢并保护巢穴免受外来侵害。追溯到我们的祖先时，可以称之为"营地"或"定居地"，在一天的采集或狩猎后，我们的祖先会回到营地，聚集在篝火周围取暖、做饭。最初，人类营地并不是永久性的。一旦营地周边的资源枯竭，以狩猎采集为生的人类就会迁走。这是一种全新的人类生活方式，古人类不再整天游荡，而是晚上在可能的地方安顿下来，越来越多地采用露营的方式把采集或狩猎的战利品带回来与他人分享，一起度过夜晚，保护他们的营地。越来越多的后代会留下来帮助照顾族群中的长者。化石和考古证据表明，直立人早在一百万年前就已经开始建造这种营地了。

　　如果你身处一群生物学家之中并且想要挑起一下话题，那么不妨提起"群体选择"这个概念。许多现代生物学家认为，自然选择作用于个体，也就是我们每个人都致力于传承自己的DNA。相比之下，"群体选择"则允许自然选择发生在族群这个层面上，某些个体会为了整个集体的利益而牺牲自身的繁衍。如果分享食物或投身战斗这样看似无私的行为对整个群体有益，那么即使少数个体的基因没能延续，这个群体的集体基因也会继续传递下去。威尔逊认为，我们的进化同时经历了个体选择和群体选择的过程，我们的基因和性状在共同合作和利己之间一直存在着冲突。他写道："人类的处境源于我们进化过程中内心深处的徘徊不定。我们的本性中既有坏的一面，也有好的一面，而这种情况会一直持续下去。"

　　包括进化生物学家理查德·道金斯在内的其他研究人员则反对任何关于群体选择的观点，他们认为，尽管生物体偶尔可能会表现出利他行为，但这是因为利他行为可能有助于传播它们自己的遗传基因。道金斯在1976年出版的《自私的基因》一书中指出，我们的身体只不过是基因的"生存机器"。我们在地球上能够存在的时间是短暂的，但只要生育了子女，我们的DNA就可以延续下去。这个理论十分极端地认为，动物的行为几乎完全是为了基因的延续而存在，我们的基因组里一直潜藏着自私的动机。

　　我们可以合理地推测，通过加入一个群体并参与社会行为以获得庇护，这样的行为正是为了保护自己的基因。几个世纪以来，哲学家们一直在研究这个问题。人类能否真正成为好人，美德和利他主义是我们与生俱来的吗？道金斯认为，自私的基因有时也会导致生物的利他行为，前提是这种利他行为本身就能够促成这个基因的延续。还有一个概念是互惠利他主义，即一个个体帮助另一个个体是期望得到一些回报："当然，你可以吃我用一整天采集到的无花果。不过，等我的存货不够时，你得回报我。你应该还我人情……"

　　2017 年，德国莱比锡的马克斯·普朗克进化人类学研究所的所长迈克尔·托马塞洛的一项研究发现，如果一只黑猩猩帮助过某个同伴获得食物，那么当它有困难的时候，这个同伴也同样会帮助它（Schmelz）。在人类和其他猿类中，帮助陌生人可能会最大限度地减少群体之间的冲突，并提高每个个体的安全性和生存机会。尽管我们都受制于基因，但人类、倭黑猩猩和黑猩猩都表现出某种程度的真挚的同情心。

　　我将避开围绕个人选择与群体选择的进化观点争议，但威尔逊关于以营地为中心、更具社交性的生活方式的论点是有一定道理的。当人类在某个定居点能够长久地共同生活时，就会被迫进入一种新的社会互动模式。他们必须合作并分担责任，以保持营地的顺利运转：一部分人出去打猎和觅食，另一部分人则留下来看护篝火、保护幼崽。

随着哺乳期母亲越来越多地被束缚在营地里照顾无助的"大脑袋幼儿",人类演化出了一种新的育儿方式。妈妈们不得不依靠她们的伴侣、家人和朋友才能继续生存。这种自然选择有利于社会智力的发展。有一种理论甚至认为,只要活得足够久,祖父母就可以帮助照顾孩子,这对早期人类来说是非常有利的。社群在早期人类的许多方面都发挥了重要作用,比如获取食物、获得庇护、共享知识和信息等。

人类是一个部落性的、兄弟般的团体,团体给我们提供了保护、看守与合作者。随着拥有共同语言、文化和宗教的人组成了越来越大的群体,我们简陋的营地最终发展成为社会。威尔逊认为,人类在遗传和认知上已经为有朝一日接管地球做好了准备。我们拥有合适的预适应能力和宝贵的素质,这些能力和素质使得我们在更长远的路上拥有新的技能。多亏了我们身为猿类的过去,我们不仅拥有灵活的手指,而且我们的大脑也为发展和增加社交行为做好了准备。这些都使得我们能够合作、创造并最终互相交流。

早期人类的生活并不全是在篝火旁悠闲度日。我们的新生活方式必然会伴随着进化竞争,这种竞争体现在不断变化的社会动态中。为了决定谁能享用更大的食物份额和最理想的伴侣,早期人类不仅仅需要展示自己的阿尔法姿态(首领姿态),还会进行比其他灵长类动物更微妙的政治和心理博弈。那些更善于理解他人意图的人会占据优势。他们可以建立更强大的联盟,获得更多信任,并发现潜在的竞争对手。威尔逊表示:"因此,社交智力一直是非常重要的。"

晚上聚集在一起这种行为的负面影响可能是它助长了排外情绪。我们需要保护自己的营地，所以孤立思维在一定程度上也有其价值，因为有助于它保护我们的资源。这种对于不熟悉的人持防备态度的心理已经深深地根植于我们的DNA中。正如心理学家所说，我们对于那些不是我们团体内的人，即外来者，会持有戒心。

心理学研究表明，人类与更像自己的人相处会更自在。我们更喜欢熟悉的社会和文化圈子。无论是基于种族、宗教、国籍还是社会阶层，甚至孩子在学会说话之前，就已经产生了某种形式的偏好。据推测，这些偏好主要是通过父母和社群的态度产生的。在某些情况下确实如此，但 2019 年发表在《实验儿童心理学杂志》(Journal of Experimental Child Psychology) 上的一项研究发现，在随机分配的群体中也存在同样的排外情绪。5 至 8 岁的儿童更倾向于与自己同组的儿童玩耍、分享，即使一个孩子突然被转到另一个组，这种情况依然存在。在没有任何物质或文化差异的情况下，任何群体的"成员资格"，无论是多么随意选定的，都会激发忠诚和社会偏好。研究人员认为，这是一种鼓励合作和提高生存机会的适应性策略。他们认为这是未来研究如何消除我们天生的偏见、种族主义和歧视倾向的基础。

人类的部落主义表现出残忍和仁慈的两面性。我们可以一起并肩作战，也可以在营地分享生火技能，这些都有可能提高我们击败"他者"的机会，并保护我们的社群。无论哪种情况，我们的基因都有机会延续下去。

猴子们在看电视 ■

人类在童年早期的某个阶段，通常在 3 到 5 岁之间，开始意识到其他人有与自己不同的想法、观点和欲望。我们从唯我主义的幼年时期成长起来，逐渐懂得理解他人的意图和观点。这个概念被称为心智理论（Theory of Mind，简称TOM）。加州大学圣芭芭拉分校的心理学家迈克尔·加扎尼加将其描述为"观察行为，并推断出导致这种行为的潜在心理状态的能力"。

多年来，心理学家一直在探究，除了人类之外，是否还有物种能理解不同物种个体的心理，一些人得出的结论是，非人物种不能理解，或者没有证据能够证明它们可以理解。然而，最近的研究表明事实并非如此。迈克尔·托马塞洛和布赖恩·黑尔的一项实验显示，当黑猩猩和人类争夺食物时，黑猩猩总是能利用人类注意不到的路径接近食物。它们能够利用其他物种不知道的信息来获取自己的利益。托马塞洛的研究还表明，黑猩猩至少具备了基本的理解人类意图的能力。至于黑猩猩是否能理解其他人的错误观念或错误信息，目前尚不清楚。

2016 年，人类学家克里斯托弗·克鲁佩伊和狩野文浩拍摄了一部电影，并向一群黑猩猩、倭黑猩猩和红毛猩猩播放。在影片开头，第一个装扮成猿的人从第二个装扮成猿的人那里偷了一块石头。小偷将石头放在一个盒子中，并吓走了第二个人，随后将石头转移到另一个盒子里。我们大多数人都会认为，当第二个人回来时，他会在第一个盒子里寻找石头,因为我们意识到他对情况的了解不如我们全面。但其他猿类是否能意识到这一点呢?通过眼动追踪分析,克鲁佩伊和狩野发现,在那些一开始就对这部电影感兴趣的猿类中,77%的猿类会盯着第一个盒子看。这意味着它们意识到第二个人获得的信息有限,并能够预测这会引起他怎样的反应。

许多心理学家和神经科学家认为,理解他人的视角并模仿他们的行为的能力是发展更复杂的社交素质(如同情心和同理心)的种子。这种能力让我们能够体会到我们的家人和朋友正在经历什么,以及了解我们的敌人正在策划什么阴谋。我们可以窥见他人的动机,而当这能让我们受益时,我们可以模仿他们。字面意义上的"模仿"他人的行为可以实现技能转移,这也使得父母可以向下一代传授经验和信息。我们可以确定谁是值得信任的,谁是不值得信任的——我们应该爱谁、与谁交朋友、嫉妒谁和鄙视谁。所有使我们成为人类的心理情感和特质,在一定程度上都归功于我们能读懂别人的心思,并逐渐演化出越来越复杂的社交智力。当直立人在一个新的社交环境中围坐在篝火旁时,每个人都能敏锐地意识到同伴的想法。威尔逊写道:"敏锐的同理心可以产生巨大的影响,更进一步就能发展出操纵、获取合作和欺骗的能力。"

在早期人类中,社会化和文化行为可能加速了自然选择,因为某些基因和遗传特征在我们日益社会化的生活中被证明是具有优势的。在过去的几百万年中,这种快速的、以群体为基础的进化变得尤为重要，在此期间，人类这个谱系的颅腔容量急剧增大。2007 年，托马塞洛和他在马克斯·普朗克进化人类研究所的同事埃丝特·赫尔曼发表了一项研究。在这项研究中，他们对黑猩猩、红毛猩猩和人类幼儿进行了一系列认知测试，评估他们如何在身体和社交方面探索环境。身体测试旨在观察他们的空间理解和工具使用等行为；社交测试则着重于评估测试对象在模仿另一个人解决问题时的表现、非语言交流能力和心智能力。研究发现，猿类和人类幼儿在身体测试方面的表现相似，但在社交智力任务中，人类幼儿的表现优于两种猿类，这表明我们更为协调的社会意识对于人类大脑的演化发展非常重要。

不过这并不代表其他灵长类动物没有社交智力，实际上它们也有。

更准确地说，随着从猴子到猿类再到古人类的演化，社交智力的变化是一个连续的过程。黑猩猩可能意识到了它们的竞争对手能看到什么以及不能看到什么。但随着人类的进化，我们的社交意识更进一步发展。加扎尼加通过一个心智理论的脑筋急转弯很好地解释了这一点，当复杂到某个程度时，只有人类才有足够的智慧能够理解。

想象一下两个人之间的对话："我知道你知道我知道你想让我去巴黎。"

这很容易理解。

但是将这个例子再深入探究几步，尝试理解如下谈话可能会变得更加困难："你知道我不能去，而我知道你知道我不能去。"

无论明确的心智理论是什么时候出现的，社会性灵长类动物的神经回路早在类人猿从旧大陆猴分离出来之前就已经开始形成。洛克菲勒大学神经科学教授温里希·弗赖瓦尔德的研究发现，猕猴的大脑中也有一个神经网络，类似于人类大脑的社交神经回路。

在 2017 年由弗赖瓦尔德负责的一项研究中，研究人员利用功能性磁共振成像技术检测猕猴的脑活动，该技术是一种通过检测血流变化来测量大脑活动的神经成像技术。实验中，研究人员向猕猴展示了各种社交和身体互动的视频。猕猴观看了其他猴子互动或独立完成任务的片段，此外还观看了描述无生命物体之间物理相互作用的视频。

正如预期的那样，观看猴子做任何事情的视频都会激活参与面部和身体识别的大脑区域，而展现物体的场景则会刺激有助于物体识别的脑区（Sliwa）。更有趣的是，研究发现，当猴子观看社交互动时，一个大型的猕猴大脑网络会被激活。观看其他猴子参与社交活动的视频，激发了弗赖瓦尔德所说的"社交互动网络"，包括前额叶皮质和前扣带回皮质，这两个皮质中都有大量的纺锤形神经元，负责高级思维和感觉功能。研究结果表明，猕猴大脑中的社交神经网络看起来很像人类大脑的TOM回路。

大脑拥有很多的冗余性，不同区域通常参与多个心理和生理过程。这就是为什么理解大脑这个器官的工作原理如此困难的原因！但弗赖瓦尔德的研究结果表明，猕猴的社交神经网络在分析社交情境方面有着明确的功能。理解他人之间的互动是灵长类动物生活中的重要组成部分，而自然选择确保了这种能力会由专门的机制来实现。

一些科学家推测，我们之所以能够理解社交情境、表达同理心并且具备沟通能力部分归功于我们的镜像神经元系统。镜像神经元是一种脑细胞，它不仅在我们进行某种活动或动作时会发射信号，当我们观察别人做同样的活动或动作时，它们也会发射信号。该理论认为，这个系统对于理解他人的意图和模仿他人以学习新技能至关重要。弗赖瓦尔德和他的同事在猕猴观看猴子社交时检测到了镜像神经元的活动。然而，猕猴的大脑对两个玩具互动的视频也产生了类似的反应。但观察到的大脑活动可能不是仅仅对社交互动的响应，而是对任何形式的身体互动进行处理的产物。

意大利神经科学家贾科莫·里佐拉蒂是第一个描述镜像神经元的人。通过神经成像，他观察到猕猴大脑中的神经元在猴子抓取物体或研究人员做同样动作时会发射信号。功能性磁共振成像表明，人类在执行、观察或仅仅是想象某个特定动作或行为时也会出现类似的大脑活动。此后，一些科学家认为镜像神经元网络构成了共情和理解他人观点的物理基础。然而，研究表明情况并不简单。

大多数镜像神经元活动发生在与共情反应无关的大脑区域。共情是一种复杂的状态，由广泛的神经中心网络协调，其中一部分与弗赖瓦尔德所说的社交神经网络重合。当我们表现出共情或同情时，催产素也会发挥作用。催产素被称为"拥抱荷尔蒙"，这种由垂体释放的微小分子最初是为了维系母婴之间的关系和照料行为而进化的，但经过无数代演化，催产素如今也驱动着性吸引、爱与社交关系等多方面的行为。

神经科学家维拉亚努尔·拉马钱德兰曾声称，镜像神经元塑造了我们的文明。如今，科学家们对于镜像神经元在我们的进化和社会认知中的相关性有些模糊。许多人认为，它们更多地与识别和模仿行为有关，而不是理解他人的观点。心理学家克里斯蒂安·贾勒特表示，镜像神经元是神经科学中被过于夸大的概念，他还指出学习可以影响镜像神经元的活动方式。他写道："如果我们选择的行为方式可以决定镜像神经元的工作方式，那么就不能说镜像神经元使我们相互模仿和感同身受，这是不合理的。镜像神经元很有趣，但并不是回答'是什么让我们成为人类'这个问题的答案。"

镜像神经元很可能在我们的社交方程中扮演着重要角色，但在后来的古人类中，了解他人在想什么——理解他们的动机、与他们产生共鸣或有时不同情他们——逐渐演化为一个神经网络的迷宫，涉及大脑中许多相互连接的区域。虽然很难证明哪些因素对人类大脑的演化起到了推动作用，但有强有力的证据表明，适应群体生活和社交压力是从猴子进化到人类过程中的关键一步。

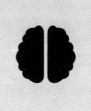

A History of Violence

暴力 的 历史

● 灵长类动物与其他动物存在着明显的区别，同时又与人类有着惊人的相似之处，这种认知已经是人类文明中的普遍共识。科普作家卡尔·萨根曾谈及这种倾向："我认为，有些人去动物园参观猴子时会感到不适就是一个警告信号。"

　　就像今天，在许多古代文化中，猴子被视为聪明的捣蛋鬼，需要我们时刻保持警惕，以防它们偷走你的苹果并向你扔粪便。在南美洲，阿卡瓦约（Akawaio）土著人民中流传着一个神话，神话中有一只猴子名叫伊瓦里卡，其以自私和无尽的好奇心而著称。民间传说中，伊瓦里卡干扰了半神西谷修建水坝的工作，不慎引发洪水淹没了地球。在古代日本，猴子曾被认为是人类与神灵之间备受尊崇的调解者。但不知从何时起，日本的文化和宗教领袖改变了他们的看法，开始将猴子视为异类。一句古老的俗语暗示它们是低等动物，试图成为人类但未能成功，从生物学的角度来看，这倒也不完全是错误的。

历史上关于我们遇到猿类的记录极为罕见。我们拥有的为数不多的记录中夹杂着敬畏、困惑和厌恶的情感。2000多年前，迦太基探险家汉诺在非洲海岸遇到了可能是大猩猩的动物。用他的话说，它们是"野蛮人，其中大部分是雌性，身体长满毛发，我们的向导称它们为Gorillae"。汉诺认为这些猿类是一类毛发更多、更野蛮的人，并试图捕获它们。由于雄性猿类的力量过于强大，很难抓捕，不过他的手下仍成功捕获并杀死了三只雌性猿类，并将它们的毛皮送回了迦太基。

大约在1590年，英国水手安德鲁·巴特尔被葡萄牙人囚禁在赤道非洲，期间，他描述了两种类似人类的"怪物"，这些"怪物"会在当地部落离开后靠近篝火取暖。"它们的脸、手和耳朵都没有毛发……它们行走时是直立的……它们睡在树上，并在头上盖着一层东西来遮挡雨水。"几乎可以肯定，巴特尔指的是黑猩猩或大猩猩，也许两者都有。

19世纪中叶，研究和系统阐述我们的自然历史在美国和欧洲风靡一时。1847年，美国医生兼传教士托马斯·斯托顿·萨维奇和博物学家杰弗里斯·怀曼首次向现代世界详细描述了大猩猩。他们认为这种动物是*Troglodytes gorilla*（穴居大猩猩），或者翻译为"在洞穴居住的长毛人类"。

在那个时期，科学家和博物学家大规模捕捉猴子和猿类，并把它们关在动物园里，对它们进行刺激、观察和研究。1863 年，达尔文的朋友兼同事托马斯·赫胥黎观察到，人类和大猩猩的解剖结构惊人地相似，并且比两者与猴子的相似性更高。正如达尔文几年后在《人类的由来》一书中所写，"我们伟大的解剖学家和哲学家赫胥黎教授得出的结论是，人类在整个身体结构上与高等猿类的差异，比高等猿类与同一群体中低等猿类的差异还要小。因此，'没有理由将人类归为一个独立的分类等级'。"他还指责当时的其他博物学家不接受"人类是灵长类动物的一个分支"的观点，也不承认人类与灵长类动物之间的其他相似之处。"许多种类的猴子都非常喜欢烟草、茶、咖啡和烈性酒，我还曾亲眼见到它们愉快地抽烟。"

在 20 世纪初，猿类开始进入主流文化，并以各种各样的形象出现在小说、漫画、卡通片和电影中，从暴躁的金刚，到抚养人猿泰山的充满温情却又暴虐的虚构物种，猿类的形象、风格各异。我们对它们的看法很模糊，介于天性暴力和原始纯真之间。随着古道尔等研究人员的工作开展，我们意识到猿类其实两者兼而有之，既具有原始暴力的一面，也有温柔善良的一面。

英国哲学家托马斯·霍布斯和法国哲学家让－雅克·卢梭的思想常被用来解释人类的暴力倾向。霍布斯提出，在社会制度形成前，人类的自然状态是疯狂野蛮的无政府状态，是一场"所有人反对所有人的战争"。他认为，只有在有组织的政府（他称之为leviathans，利维坦）

形成后，我们内心的野兽才能被驯服。"高贵的野蛮人"这个短语虽然并不是由卢梭创造的，但人们通常认为是他提出了这个观点，即人类和其他类人猿天性善良，却被文明的影响所"玷污"。

古道尔和她的同事们多年来一直在贡贝国家公园观察黑猩猩。在头十年的时间里，黑猩猩们看起来相对和谐，延续了猿类爱好和平的声誉。正如许多研究人员所见，黑猩猩的日常生活类似于一个现代的、略显混乱的伊甸园。到处都是懒散的黑猩猩，它们游手好闲，热衷性行为，伴随着频繁而狂热的尖叫和笑声。古道尔最初的观察支持了这样一种观点，即也许其他类人猿真的生活在灵长类动物的乌托邦里，而人类却不知何故因贪婪、科技和政治将其挥霍一空。

1974 年，古道尔的野外助理希拉利·马塔马目睹了一件残忍的事情。八只黑猩猩——七只雄性和一只雌性——悄悄溜进了邻近的黑猩猩群落，一只名叫戈迪的年轻而弱小的雄性黑猩猩正独自在树上用餐。戈迪看到它们后从树上跳了下来，试图逃跑，但其中一名入侵者抓住了它的腿，并将它拖倒在地，像摔跤运动员一样压制着它。其他黑猩猩则撕咬戈迪并用石头砸它。那八只袭击者在狠狠折磨戈迪后凯旋而归，独留戈迪在痛苦与哀嚎中等待死亡。

黑猩猩，尤其是雄性黑猩猩，无时无刻不在争夺性伴侣、食物以及理想的树枝和地形。在一对一的竞争中杀害同物种的其他成员是动物界中非常正常的行为。但马塔马看到的黑猩猩事件，是第一次有人目睹除了人类以外的其他物种聚集在一起，共同对邻近群落的成员发

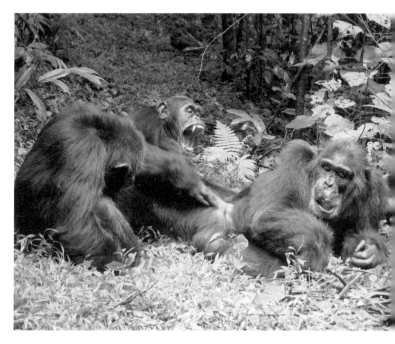

三只成年雄性黑猩猩正在梳理毛发。中间的巴
锡打着哈欠，它的哥哥巴尔托克正在给它梳理

起攻击。这不是一次偶然的、孤立的行为。这是黑猩猩们在打仗。

　　有一个以前在当地被称为卡塞克拉（Kasekela）的统一的黑猩猩
群落，后来分裂成两个派别。那些离开的黑猩猩搬到了附近的领地，
该地区后来被称为卡哈马。在接下来的四年里，卡塞克拉雄性黑猩猩
杀死了卡哈马所有的六只成年雄性黑猩猩。它们还杀害了至少一名卡
哈马雌性，并暴力绑架了另外三名雌性。至此，新的派别就这样被消
灭了。

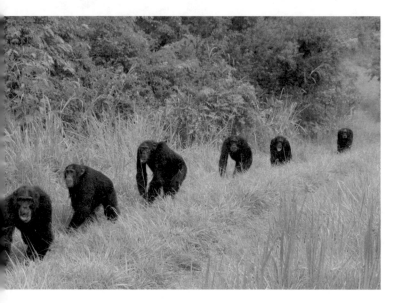

黑猩猩在领地边缘巡逻

　　黑猩猩的大部分日常生活都很悠闲，并没有很暴力。但正如许多研究人员观察到的那样，在一些黑猩猩群体中，每隔几周，雄性成员（偶尔也会有几只雌性）会仔细探索自己领地的边界。它们排成一列纵队，静静地倾听周围是否有值得一战的邻居。这种行为叫作边境巡逻，是黑猩猩的一种侦察行为。如果在巡逻时遇到一只落单的雄性或比它们小的一群黑猩猩，它们就会发起攻击；但如果势均力敌或寡不敌众，它们就会放弃进攻并返回自己的领地。

　　和古道尔的研究小组一样，密歇根大学人类学教授约翰·米塔尼也目睹了黑猩猩令人震惊的暴力行为。多年来，米塔尼一直在乌干达的基巴莱国家公园研究一群野生黑猩猩。在 20 年的时间里，他目睹了雄性黑猩猩经常外出并向其他黑猩猩群体发动突袭，杀害了 30 多只附近的黑猩猩。"我在这里所研究的黑猩猩是杀害其他黑猩猩的世界纪录保持者。"他麻木地告诉我。

但在 2009 年，奇怪的事情发生了。

米塔尼所研究的群落中的雄性黑猩猩开始搬迁到它们常住地东北部的一个地区。更重要的是，它们是带着雌性和孩子一起去的。

"它们全都去了那里，"米塔尼说，"大喊大叫，就好像那是它们的领地一样。"

米塔尼后来意识到，多年来被有计划地杀害的黑猩猩大部分正是来自这片新的地区。他所研究的这群黑猩猩已经等了很多年，直到它们将邻居的数量减少到可以让它们安全搬过来的程度。这是一场土地争夺战。最后，入侵者的领地面积至少增加了 20%。"最近，树上结了很多果实，它们昨天还在那里尽情享用。"米塔尼告诉我。

我问他，观察人员的存在是否会影响黑猩猩的行为。他说，它们确实需要一段时间来适应同行研究人员的存在，但大多数情况下，人们会隐藏在树丛之中。"黑猩猩显然能意识到我们的存在，它们在我们周围走动，有些喜欢和我们互动，有些则不喜欢。大多数情况下，它们一切如常。"他说："黑猩猩会很高兴地在你面前杀死敌人，在一堆敌人中跳进跳出，对其又咬又踩。它们有时真的是发狂的疯子。"

如果这听起来很像我们人类自文明开始以来就卷入的几乎不间断

的边界争端，那是因为人类和黑猩猩的黑暗面在生物学上是紧密联系的，当然也有一些区别。理查德·兰厄姆在 20 世纪 70 年代初作为研究生来到贡贝，当时卡哈马和卡塞克拉刚刚开始分裂。"我并未亲眼看见战争，但我目睹了他们的集结，"他告诉我，"我还看到了冲突造成的第一具尸体。"

兰厄姆是研究猿类行为的领军人物，他认为黑猩猩的攻击行为与人类暴力的起源有关。鉴于我们人类与黑猩猩各自对同物种成员的残暴行为以及高度相似的基因组，我认为兰厄姆是正确的。兰厄姆在他1996 年的著作《恶魔雄性：猿类与人类暴力的起源》中写道："黑猩猩和人类会杀害临近同类物种群体的成员……这是动物界自然规则中一个惊人的例外。"他和他的合著者戴尔·彼得森认为："黑猩猩式的暴力行为远早于人类战争，并为人类战争铺平了道路，这种侵略习性持续了 500 万年，现代人类不过是这种斗争下茫然的幸存者罢了。"

在研究人员目睹"贡贝战役"之前，战争被认为是人类独有的行为，是文明和宗教差异的结果。正如兰厄姆所说："卡哈马大屠杀……让我们相信，我们的战争倾向可以追溯到人类出现之前。"

我们生活的社会 ■

在 2019 年出版的《文明至死》一书中，作者克里斯托弗·瑞安认为，现代人类文明正在毁掉我们的生活。他指出，我们的许多进步要么是为了解决我们最初制造的问题，要么是为了达到邪恶的目的。我们发明了疫苗来预防疾病，但在我们驯养动物之前，这些疾病从来都不是问题。我们发明了飞机，并立即用它投掷炸弹、延续战争。尽管人们普遍认为，在一万年前的农业革命之前，早期人类是肮脏、好斗的野兽，在残酷的世界中挣扎着生存，瑞安说："觅食的生活方式已经持续了数十万年，没有证据可以表明其他生活方式与其相比更令人满意、更具有可持续性。"瑞安对卢梭的观点持开放态度，他认为早期的狩猎采集者生活在更平等、友善的群落中，直到我们进入文明社会并开始耕种，大规模的战争、贪婪和所有权的概念才渗透到人类生活中。随着所有物对我们变得越来越重要，以及农业支持了人口的激增，我们为自己打造了一个狩猎采集者的天堂，正如瑞安所说的那样，我们成了"唯一生活在自己设计的动物园里的物种"。

哈佛大学心理学家史蒂文·平克采取了更霍布斯主义的观点，他著名的论点是，人类现在生活在我们这个物种历史上最和平的时代。他对现有数据的解释是，随着文明的融合，人类的暴力行为显著减少。这并不是说我们一夜之间变成了更好的人，而是国家的形成将冲突从个人转移到了统治权力之间。群体间的小规模冲突被军队和执法部门镇压，取而代之的是更大规模的暴行，如战争、奴隶制度和种族灭绝等。我们的暴力行为变得更集中，影响的范围也更加广泛。

随着人类从狩猎采集者转变为农耕者，社会交流越来越多，我们开始生活在范围更大、持续时间更长的群体、城市和国家中。更多的互动和交流也让我们变得更具同理心，我们会看重共同的经历和困境，从而与他人变得更加熟悉。平克认为，尽管社会带来了可怕的弊端——其中最糟糕的无疑是对劳动者的剥削和奴役，以及将女性视为财产——但同理心、同情心和公平等概念也在社会中逐渐传播，甚至可能影响领导者制定减少暴力行为的政策。

商业的兴起以及资源在更广泛范围内和更多人之间的交换进一步巩固了社会角色和人与人之间的熟悉度。如果你在工作中诚实、努力，在社区中提供有价值的商品或服务，你就可能会备受赏识。这样，邻居们不会认为你是一个可有可无的人，你也不太可能成为被攻击的目标。暴力并不总是符合我们的最佳利益。正如平克所写的："如果你总是担心被绑架、强奸或杀害，那么日常生活就会大不相同了。如果支持艺术、学习或商业的机构一旦建立就迅速遭到掠夺和焚烧，那么复杂的艺术、学术或商业就很难发展起来。"

西班牙生态学家何塞·玛丽亚·戈麦斯在 2016 年的一项研究中调查了 1000 多种哺乳动物的致命性暴力事件的发生率，其中包括从旧石器时代到今天的 600 多个人类种群。这项研究表明，灵长类动物是一个暴力群体。"某种程度上，致命暴力的行为是由于我们在哺乳动物系统发育中的位置而产生的。"系统发生学（Phylogenetics）是研究物种间进化关系的学科。换句话说，我们的暴力行为与其他哺乳动物，特别是灵长类动物的暴力行为有基因上的联系。

戈麦斯发现，人类之间发生致命暴力的概率是大多数哺乳动物的

6倍，但与预期的灵长类动物的暴力行为差不多。人类的暴力行为在旧石器时代似乎有所增加，并在凶残的中世纪飙升。在过去的几百年里，人类的暴力行为发生次数直线下降，这一现象支持了平克的理论，即尽管我们经历了战争、大规模枪械战争和种族灭绝，但与相对较近的祖先相比，我们已经算是生活在一个异常和平的时代了。戈麦斯发现，随着人类从部落到酋邦再到现代国家，我们的暴力发生率正急剧下降。

戈麦斯的数据还显示，史前的部落和部族达到了与灵长类动物相似的高暴力水平。然而，在一些现代的觅食群落中，暴力事件的发生率要高得多，这可能是因为随着现代文化的改变和森林砍伐的加剧，这些群落变得越来越密集。戈麦斯提出，早期灵长类动物暴力行为的增加，也与群体生活和领地意识的增强有关。它们不得不通过冲突来应对不断增长的种群密度。

那么，对于大型猿类来说，成为"致命杀手"是否是适应性的、自然选择的结果呢？对黑猩猩来说，很可能是这样的。雄性黑猩猩谋杀邻近的雄性黑猩猩能够减少性竞争；通过占领更多土地，它们为自己、配偶和后代提供了更多的资源来支持生存和繁衍。这就是马基雅维利主义（Machiavellian，即个体利用他人达成个人目标的一种行为倾向），意味着自私的基因更容易存续。暴力行为被写入黑猩猩的DNA中，因此也延续到了人类的基因中。但人类的道德和自我控制可以约束刻在基因中的暴力行为。正如兰厄姆所认为的，极端暴力对于包括我们在内的所有猿类来说都不是最佳的生存策略。

幼时的生活创伤和社会经济因素（如在贫困地区长大）都是导致暴力倾向的主要因素。在五岁前遭受过身体虐待的人，在以后的生活中具有更高的犯罪风险（包括暴力和非暴力犯罪），罹患身体和精神疾病的风险也会增加。

遗传也可能有一定影响。在被收养的儿童中，若亲生父母有犯罪记录，则该儿童犯罪行为的发生率要高得多（Kendler，2014）。研究表明，一个人的攻击行为会受基因的影响，而基因会影响催产素、睾酮受体和神经递质。

尽管系统发生学这门科学出现的时间并不长，但已经有一些特定的基因被发现与暴力行为密切相关。2015年，一项针对芬兰犯罪的研究发现，高达10%的暴力犯罪是由携带两种特定基因变体的人实施的。第一种是MAOA基因的一个变体，也被称为"战士基因"。MAOA基因负责编码单胺氧化酶A，这种酶一旦释放就会分解单胺类神经递质。在拥有低活性MAOA基因的人身上，多巴胺、5－羟色胺和去甲肾上腺素都会积聚，导致大脑活动异常活跃，特别是在主导情绪和恐惧的杏仁核中。与暴力有关的另一个遗传因素是CDH13基因（即钙粘蛋白13基因）的一个变体，已知与药物滥用和多动症有关。同时携带MAOA和CDH13变异体的人有重复暴力行为史的可能性是非携带者的13倍。

遗传学研究表明，人类基因组在许多方面仍在进化。平克提出了这样一个问题：自然选择是否仍对人类的攻击行为产生持续影响？或者，如今我们对待同类的方式的变化是否受文化的主导？他承认，自然选择可能仍然对攻击性起作用，但并不认为有足够的证据能够证明这一点。在当今时代，文化压力在抑制人类的暴力倾向方面似乎比基因组更有影响力。他列举了社会道德的快速变化，如奴隶制的废除、民权运动和对同性恋、双性恋、跨性别群体的接纳。这些重大的文化里程碑仅发生在短短几代人的时间里，从基因层面来讲，这样的变化太快了，以至于我们的基因在其中无法扮演很重要的角色。

与黑猩猩一样，人类也有暴力的天性。但是，如果长期受到文明的影响——以及社会生活中可能产生的道德和同情心——暴力行为的发生率就会下降。平克写道，使社会变得更加和平的过程之一就是减少针对女性的暴力行为。人类男性对女性伴侣的暴力行为现在仍然非常严重，但与雄性黑猩猩相比要好得多。据世界卫生组织估计，全世界大约三分之一的女性遭受过亲密伴侣或陌生人的暴力行为。几乎100%的野生雌性黑猩猩经常遭受雄性黑猩猩的猛烈殴打。即使在性格温和的倭黑猩猩中，雄性也经常攻击雌性，不过由于雌性倭黑猩猩掌握着群落权力，雄性的攻击效果不大。

一些猿类研究人员质疑，如今我们在野生黑猩猩身上看到的暴力行为是否是与人类接触越来越多的结果。在整个非洲，伐木业和其他行业为了利润而大量破坏黑猩猩的栖息地。也许当我们侵占它们的土地时，黑猩猩就会变得更加愤怒和暴力。也许它们只是被激怒了。

不。研究表明，黑猩猩有时真的很暴力。

2014 年，一个由 30 名研究人员组成的团队分析了 18 个与人类有接触的黑猩猩群落中的 152 起杀戮事件。绝大多数杀戮事件是由雄性对其他雄性实施的，超过 60%的袭击是针对其他群落的黑猩猩。杀死邻近的雄性黑猩猩可以提高谋杀者成功和生存的机会，与这种适应性策略的作用相比，人类对这些谋杀行为的影响微乎其微（Wilson）。

黑猩猩的暴力似乎是与生俱来的，也是不可避免的。而人类的大脑更能够遏制我们的猿性本能。

Our Softer Side

人类　**柔软**的
　一　面

倭黑猩猩的名声与前文所提到的黑猩猩截然相反。它们是我们更具有母系社会特点、更加温和的近亲。倭黑猩猩的存在解释了为什么人类可以成为善良的物种。

20 世纪以前，科学界甚至都不知道倭黑猩猩这个物种。从解剖学上看，它们看起来或多或少像小体型的黑猩猩，因此最初又被称为"侏儒黑猩猩"。20 世纪 20 年代初，心理学家和早期灵长类动物学家罗伯特·耶基斯从动物园买了两只他认为是黑猩猩的动物，取名为希姆和潘奇。它们和他一起生活在新罕布什尔州的家中，它们在一张小桌子上用叉子吃饭。耶基斯注意到，希姆和潘奇的个性有着明显的差

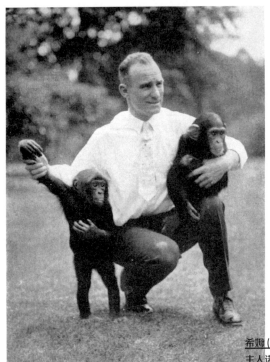

希姆（左）、潘奇和它们原来的
主人诺埃尔·E. 刘易斯先生

异，他在 1925 年的《与人近似的猿类》（*Almost Human*）一书中写道：
"在我作为动物行为学的学者的生涯中，我从未遇到过可以与希姆相媲美的动物……它机警、适应性强，并且性格随和。"耶基斯注意到希姆特别聪明、敏感、通情达理，并称它为"类人的天才"。现在人们认为，希姆实际上是一只倭黑猩猩，它比潘奇更友善、更温和。

1928 年，一位德国解剖学家首次发现了倭黑猩猩。几年后，美国解剖学学者哈罗德·库利奇确认倭黑猩猩是一类独立的物种。库利奇在研究了比利时博物馆收藏的化石后，注意到倭黑猩猩具有更精细的身体特征，成年个体的头骨也更小。人类学家花了几十年的时间才真正意识到黑猩猩和倭黑猩猩的区别。"当我在 20 世纪 60 年代末进入这个行业时，人们还没有完全意识到它们之间的区别，"塔特索尔回忆道，"动物园里有一些被圈养的倭黑猩猩，但直到田野调查开始后，人们才更广泛地了解这种区别。"

第一个深入研究野生倭黑猩猩的研究人员是日本灵长类动物学家加纳隆至。加纳在万巴村（如今的刚果民主共和国境内）附近设立了研究基地。他能听到附近森林里倭黑猩猩的叫声。于是他为了吸引倭黑猩猩从森林中出来而种了一些甘蔗。

经过几个月的时间，倭黑猩猩逐渐走出森林，加纳得以观察它们的活动方式。他注意到，在大多数倭黑猩猩群落中，发号施令的是成年雌性，而不是他预想的雄性。加纳被万巴倭黑猩猩的悠闲与和平所震惊——它们经常互相梳理毛发、吃零食、闲逛。偶尔也会观察到一只雄性倭黑猩猩发怒，但是占统治地位的雌性要么无视它，要么联合起来将它赶走。

从那以后的几十年里，加纳和其他灵长类动物学家的实地观察让我们对倭黑猩猩的性格和群落结构有了很好的了解，但真正巩固了倭黑猩猩"温和猿类"声誉的是弗兰斯·德瓦尔。德瓦尔是亚特兰大耶基斯国家灵长类研究中心的负责人，他相信倭黑猩猩可以表达同情和善意。与黑猩猩相比，倭黑猩猩更敏感，而且在分享食物的意愿方面，它们更无私。雄性黑猩猩会为了发情期的雌性黑猩猩而相互争斗，而雄性倭黑猩猩很少会这样做。雄性黑猩猩经常会杀死与其没有血缘关系的幼崽，以期雌性孕育自己的后代。而倭黑猩猩则不会这样，也很少发生邻居之间的暴力帮派斗争。雄性倭黑猩猩的冲突也可能非常激烈，但远没有雄性黑猩猩那么暴虐，而且通常会以某种程度的和平方式告终。

雌性黑猩猩和雌性倭黑猩猩的行为也有所不同。雌性黑猩猩倾向于独处，尤其是在不发情的时候；而雌性倭黑猩猩则更喜欢聚集在一起，它们还会探索新的领地，这在黑猩猩群体中并不常见。

加纳是第一个注意到倭黑猩猩对性行为痴迷的人，他发现倭黑猩猩会将性行为作为平息紧张局势和雄性攻击的一种手段。除了人类之外，倭黑猩猩是唯一会舌吻和以面对面的姿势进行性行为的动物。许多倭黑猩猩，尤其是年轻的个体，都沉溺于无所不用其极的性行为之中：雄性和雌性，雄性和雄性，雌性和雌性，老少兼有。雄性和雌性倭黑猩猩之间的性行为表现，在一定程度上是由于雌性倭黑猩猩的发情期比雌性黑猩猩长得多所导致。这意味着雌性倭黑猩猩对性行为的接受度更高。随着性交机会的增加，雄性倭黑猩猩之间的竞争和攻击行为就会减少。米塔尼将野生黑猩猩早上的日常活动比作喧闹的兄弟会派对："它们大喊大叫，打架，砸东西。"然而，倭黑猩猩早上起身后不久就可能以这样或那样的方式交配。至少，它们不会四处游荡去谋杀邻居。

德瓦尔提出，人类与倭黑猩猩共同的进化史可以帮助我们理解自己的道德观。他认为，我们的是非观是由日常社交互动作用于先天的生理情况而产生的，并认为我们的道德价值观并不是某种神圣造物，而是自人类物种诞生以来就深植于进化过程中的。社会性灵长类动物的基因组和神经回路已经进化到了能够适应群体生活。当我们在生活中与他人互动时，我们的道德准则会根据文化信息进行修订。

随着有线新闻和社交媒体以前所未有的速度改写了我们的道德和文化准则，这一理论每天都在我们的智能手机里上演。是非对错，瞬息万变。德瓦尔写道："道德法则不是自上而下强加的，也不是从合理的原则中衍生出来的，而是源于根深蒂固的价值观。"据我们所知，倭黑猩猩没有宗教信仰，但它们的行为一直都具备道德感。

德瓦尔认为，我们的自然历史并不全是关于男性统治和仇外心理的故事，同时也有着"与他人和谐相处"的故事。他认为，把人类的进步（如果可以这样说的话）归因于好斗的人赢得了更多与其他好斗的人的战争是短视的，尽管这对重塑我们的过去有着巨大的影响。"关注故事中女性的一面并不会有什么坏处，关注性也无伤大雅。"如果我们不总是征服我们的敌人，而是在某些情况下加入了他们呢？我们与尼安德特人和丹尼索瓦人共享的DNA在一定程度上证明，这种情况确实发生过。"如果我们也携带其他古人类的基因，我不会对此感到惊讶。从这个角度来看，倭黑猩猩的处世方式也并非与我们大相径庭。"

布赖恩·黑尔在埃默里大学读本科时选了德瓦尔的课程并对倭黑

猩猩产生了浓厚兴趣。到了 21 世纪初，他成为兰厄姆的研究生，与他的导师在刚果民主共和国的罗拉雅倭黑猩猩保护区（Lola ya Bonobo）一起工作。兰厄姆和黑尔对黑猩猩和倭黑猩猩进行了第一批行为比较的研究。在接触倭黑猩猩之前，黑尔已经和黑猩猩一起工作十多年了，因此他信心十足。然而，与倭黑猩猩的实际相处和他所期望的却有所不同。

"这是完全不同的。雌性倭黑猩猩非常戒备。'她们'对我毫不理睬！"他回忆道。

"如果你和雄性黑猩猩或雄性倭黑猩猩一起玩，或者稍微接触雌性黑猩猩，它们都会对你表现出浓厚的兴趣，并希望与你在一起玩，"黑尔说，"你就是它们的好伙伴。"但是雌性倭黑猩猩却不是这样。黑尔的妻子瓦妮莎是一名科学记者，她曾随黑尔前往刚果共和国，只是为了有机会见到野生猿类。当黑尔与雌性倭黑猩猩沟通困难时，他改变了计划。他开玩笑说："因为我们做不了，最终瓦妮莎不得不替我们进行所有的科学研究。雌性倭黑猩猩都很喜欢她！"

这并不是说男性不能和雌性倭黑猩猩一起工作，只是需要付出更多的时间和耐心。兰厄姆和黑尔的一项研究调查了成年倭黑猩猩和黑猩猩的梳毛和玩耍行为。大多数猿类更喜欢与它们以前相处过的人互动——除了雌性倭黑猩猩，可能雌性倭黑猩猩认为与人类玩耍或互动对于建立长期关系几乎没有什么帮助。

通过比较罗拉雅倭黑猩猩保护区的倭黑猩猩和乌干达恩甘巴岛黑

猩猩保护区的黑猩猩，黑尔证实倭黑猩猩确实比黑猩猩更随和，它们不那么自私，并且更容易合作。面对食物时，黑猩猩和倭黑猩猩都擅长通过合作来获取食物。它们会联合起来把一盘食物拉到离笼子更近的地方。然而，只有当食物被分成可分享的几份时，黑猩猩才会礼貌协作。当食物被堆成一堆可以被独占的时候，一切就会变得很混乱。当几个黑猩猩的食物堆到一起时，黑尔形容那个情形是"一团糟"。但倭黑猩猩在同样的情况下配合得就很好。

兰厄姆认为，这种行为上的差异可能是因为黑猩猩是在食物匮乏的地区进化而来，而倭黑猩猩则是在郁郁葱葱、营养丰富的刚果盆地发展起来的。也许黑猩猩为了生存不得不进化出极端的自私行为。正如黑尔所说，倭黑猩猩在它们的"巨大沙拉碗"里，有充足的食物和空闲时间。

加纳隆至最初到达万巴时，当地村民向他讲述了倭黑猩猩的民间传说（Kappeler, 2012）：在一个倭黑猩猩家庭中，有一个弟弟厌倦了森林生活和生食。它泪流满面地在雨林中游荡，遇到了一个教他生火的精灵。后来，它搬到了平原上，开始用火烹饪食物，它的后代逐渐变成了人类。而它的哥哥坚持传统的猿类生活方式，因此哥哥的后代仍然是倭黑猩猩。尽管非洲有着活跃的野味贸易，但在万巴，捕杀或食用倭黑猩猩在传统上是禁忌。毕竟，我们是一家人。

世界上可供研究的猿类遗址只有这么多，也只有这些研究人员有足够的资源到非洲和东南亚的丛林中研究它们。每一次新的观察都是有价值的，都可以揭示一些以前不为人知的猿类特征。人类学家马丁·苏贝克也做了一些研究。

苏贝克在刚果民主共和国负责科科罗波里（Kokolopori）倭黑猩猩研究项目。科科罗波里项目始于 2016 年，与当地刚果居民和倭黑猩猩保护倡议组织合作，监测两个倭黑猩猩群落，以便更好地了解它们的生理和行为。

倭黑猩猩有着"妈宝"的名声，这使得它们在过去受到了大男子主义人类学家的蔑视。倭黑猩猩的女儿会迁移到其他群落和地区，而儿子则会跟随母亲度过成年期。2019 年，苏贝克发表了一项研究，该研究表明倭黑猩猩妈妈会指导儿子的交配。科普作家埃德·扬在《大西洋月刊》上报道这项研究时，讲述了苏贝克与倭黑猩猩最难忘的一次邂逅："它们中的两个——雌性倭黑猩猩乌玛和地位较低的年轻雄性倭黑猩猩阿波罗——正试图交配。这个群落中地位最高的雄性卡米洛听到了这个消息后，试图介入它们。但是阿波罗的母亲汉娜冲了过来，愤怒地赶走了卡米洛，让"她"的儿子和"他"的伴侣顺利地交配。"

苏贝克利用DNA分析方法确定了四个野生倭黑猩猩和六个野生黑猩猩群落之间的亲缘关系。他发现，倭黑猩猩母亲的行为方式会影响它们的儿子选择交配对象。虽然许多哺乳动物的母亲都会帮助、指导它们的女儿繁衍后代，但是倭黑猩猩的母亲也这样指导它们的儿子，这证明了雌性动物在倭黑猩猩社会中扮演着重要的角色。如果一个雄性倭黑猩猩与它的母亲关系亲密，那么它就会成为有影响力的社交圈子的一部分。苏贝克说："并不是说母亲会积极主动地帮儿子挑选交配对象，更多的是最佳的资源把控在团体中有权有势的母亲们手上，它们处于权利之树的顶端，是群体的核心位置。如果一个雄性倭黑猩猩跟着它的母亲，那么它与雌性倭黑猩猩交配的机会就会更多。"

　　关于倭黑猩猩的社交和交配行为，还有一个有趣的现象。苏贝克观察到，在某个倭黑猩猩群落中，60%的后代基本上都是由同一只雄性倭黑猩猩繁殖的。这几乎就像是占统治地位的雌性指定了——或者至少支持了——一个阿尔法雄性，但这个雄性的地位永远不会凌驾于阿尔法雌性之上。被指定的雄性倭黑猩猩在交配方面非常成功，但在群体中始终扮演从属角色。倭黑猩猩的社会角色引导并允许年轻雄性的性贪婪，可以最大限度地减少对雌性的暴力并支持群落稳定。"

　　"我是这样对自己解释的，"苏贝克告诉我，"有些雌性地位很高，它们处于群落的中心位置。我认为其他雌性倭黑猩猩会选择和地位高的雌性倭黑猩猩的儿子交配。但是无论它在交配方面有多成功，它都无法超越它的母亲或其他强大的雌性。"

　　和黑尔一样，苏贝克也认为倭黑猩猩交配欲旺盛的名声被夸大了，或者至少被曲解了。在黑猩猩和倭黑猩猩中，就像人类一样，有些个体交配频繁，但有些则不然。来自外部群体的雌性通常会利用交配来获得新群体的接纳。但也有一些地位较高的雌性可能根本没有交配行为。在这两个物种中，某种程度的多配偶交配可能是策略性的。特别是在黑猩猩中，雌性必须小心提防那些会杀害幼崽的雄性。通过与多个伴侣交配，雌性黑猩猩混淆了后代的亲缘关系，让多个雄性黑猩猩都以为自己可能是孩子的父亲。倭黑猩猩群体中也存在着类似的多夫制度，它们也会通过交配关系的混乱来削弱雄性之间的竞争，并使得权力转移到雌性身上。

鉴于我们文化中存在着的"有毒的大男子主义"，以及在黑猩猩身上看到的野蛮暴力，我问苏贝克，如果我们生活在一个类似于倭黑猩猩社会的女性主导的社会体系中，人类是否会过得更好。"哦，这变成了一个非常主观的问题了，"他犹豫了一下，"基于我所学的知识，我不认为我能很好地回答这个问题。但如果认为女性主导的社会体系会让人类的情况变得更好，这想法有些过于天真了。"他指出，当掌权时，雌性倭黑猩猩也会采取一些我们固有印象中会出现在有权势的男性身上的行为，例如争强好胜、恃强凌弱、恐吓威胁等。

"如果雌性成为领导者，也许在某种程度上，一切都会变得更好，但你会看到这些倭黑猩猩母亲以近乎雄性的方式进行干预，为它们的儿子争取生育利益。"苏贝克说，虽然雌性倭黑猩猩会抑制雄性的暴力行为，但灵长类动物学家实际上并不知道雌性的暴力程度是否比雄性更低。在猿类中，也许权力本身，就是和平主义的破坏者，不分性别。

把倭黑猩猩看作爱好和平的花童，而把黑猩猩看作疯狂的战士，这种想法未免过于片面化了。观察和比较得到的证据也表明了这一点。雄性和雌性倭黑猩猩在捍卫自己的领地时都很暴力——必要时它们也会撕咬、打斗、扔棍子。随着实地经验的积累，让苏贝克更加惊讶的是，尽管黑猩猩给人留下的印象如此不佳，但它们也可以很好地互相合作。在不互相残杀的时候，雄性黑猩猩会乐于支持它们的同伴，并且实际上比雄性倭黑猩猩更倾向于交"朋友"并形成社会群体。是的，这些黑猩猩可能会联合起来袭击和蹂躏邻近的黑猩猩群体。但是它们也会互相照顾，就像人类的朋友团体一样。人类从很久以前就开始形成这样的群体了。

"它们相互支持的程度让我很惊讶，"苏贝克说，"如果黑猩猩群体中有成员受伤，那么其他成员都会来关心它，包括我们认为很暴力的雄性个体。它们确实暴力，经常战斗和杀戮，但它们也比倭黑猩猩更能团结及和解。"根据德瓦尔的说法，黑猩猩甚至会用拥抱和亲吻来化解冲突。尽管倭黑猩猩有着更平和的名声，但它们通常不会形成这种紧密的社会关系，它们不太可能依赖群落成员的支持，似乎也不太关心其他成员。我喜欢把它们比作我们当中那些离群索居者。

德瓦尔坚定地认为，黑猩猩和倭黑猩猩与我们一样，都具有人类某些善良的品质。他写道："雌性黑猩猩在争斗后会拉扯顽固的雄性黑猩猩互相和解，并在这个过程中拿走所有武器；雄性黑猩猩则会在群体内调解冲突。黑猩猩和倭黑猩猩展示出的社群关怀迹象表明，道德的雏形在人类出现之前就已经存在。"此外，尽管黑猩猩有时非常暴力，但它们也有温和的一面。

我们与黑猩猩和倭黑猩猩的绝大部分DNA都是相同的，我们社会倾向中最好的和最坏的一面，似乎都与我们共同的基因组纠缠在一起。

很难说我们是否直接从与这两个物种的共同祖先那里获得了这种或那种品质，但通过观察它们，我们可以窥见人类个性的一些方面。"从认知的角度来看，我不能简单地说人类是黑猩猩和倭黑猩猩的某种组合，但我们确实共享大部分基因组。因此，在我们最好和最糟糕的时刻，许多倭黑猩猩和黑猩猩的行为在某种程度上便会自然地体现在我们身上。"黑尔说。

"也许我们可以通过研究黑猩猩来更多地了解冲突和战争；通过研究倭黑猩猩，更多地了解平等主义与和平。"黑尔补充道，"当你试图寻找差异时，你经常会发现自己在相似的海洋中遨游。"

兰厄姆在他的书中描述了一些明显恶劣的人身上的美好一面："有些人身上有着罕见的、令人困惑的道德倾向的组合。"

Speaker Wire

扬声器的　"线"

当黑猩猩跺脚时，通常在表达"我想玩"；一声响亮的尖叫意味着"我要梳洗"；如果它轻拍你的肩膀，意思就是"住手，我不喜欢这样"。

黑猩猩不仅用各种各样的叫声和咕噜声等声音进行交流，它们还会用超过 80 种肢体动作来表达至少 19 种不同的意思。这些黑猩猩的交流方式都可以在灵长类动物学家凯瑟琳·霍贝特的《大猿类词典》（*Great Ape Dictionary*）中找到，这是一个关于黑猩猩和倭黑猩猩手势含义的在线汇编词典，并且在不断更新中。2007 年至 2009 年间，霍贝特用了 18 个月的时间在乌干达的布东戈森林保护区观察黑猩猩的交流。从那以后，她和她的团队持续研究着猿类的交流行为，在确定了它们的含义后，将新的手势添加到词典中。霍贝特认为，猿类的交流和人类语言的进化起源之间存在明显的联系。

　　黑猩猩的一些动作对我们来说很熟悉。它们向别人甩甩手，意思是"走开"，或者伸出手掌索要食物。还有一些动作看起来和人类的手势很像，却有着有不同的含义：举起手来并不是要引起注意，而是要求另一只黑猩猩靠近。有些动作的含义则与我们的习惯完全不同。"转圈似乎意味着'停止那样做'"，霍贝特说，"无论它们是单脚旋转还是空翻，意思都是一样的。"霍贝特承认这些动作的含义很难得到确切的证实，因为在一只黑猩猩暗示另一只黑猩猩改变行为的时候，许多手势似乎都能够奏效。想想人类的反应：翻白眼、摇头、抓住别人的胳膊，这些动作和肢体语言都可以表达我们对他人行为的不满。

　　霍贝特和约克大学的心理学家柯斯蒂·格雷厄姆发现，黑猩猩和倭黑猩猩的手势和含义几乎完全相同。这两个物种之间的主要区别是社交和交配手势的频率。"是的，倭黑猩猩有更多的交配需求！但倭黑猩猩交配需求的手势与黑猩猩使用的并没有太大区别，"霍贝特说，"它们只是使用更频繁而已。"

　　从 20 世纪 60 年代开始的 20 年里，教类人猿像人类一样交流是一种研究的时尚。红毛猩猩、大猩猩、黑猩猩和倭黑猩猩可以通过手语和象形文字（代表单词的符号）来学习大量词汇。黑猩猩瓦肖、倭黑猩猩坎齐和大猩猩科科都掌握了数百种符号和标志。但猿类语言研究的批评者们不完全认同这样做的意义。许多人认为，学习大量的单词并不等于使用语言，如今这个领域已经转向研究猿类自己使用的手势和声音，而不是我们坚持让它们学习的那些。

科学家们相信，观察猿类在野外如何交流可以让我们更好地了解人类自己的社会历史。在影响人类大脑进化的一系列社会特征和行为中，语言和符号可能是影响最深远的。

"在我看来，语言是一种明显的刺激。"塔特索尔说。

"最重要的可能是我们理解象征意义的能力，包括语言。"霍洛韦补充道。

迪安·福尔克对此深信不疑："我认为，真正推动大脑进化的是语言；在多米诺骨牌建立起来的过程中，语言是非常重要的一环，它驱动古人类走向了后来的进化方向。"

诺姆·乔姆斯基对人类交流如何演变为流畅语言这一问题持粗暴的简化主义观点。这位著名的语言学家以他的突变理论而闻名——他认为，大约 5 万年前发生了一次随机突变，这次突变赋予了智人语言能力。乔姆斯基认为，由于其他物种没有句法能力，也就不具备把单词排序组成句子的能力，所以语言的进化不曾在其他动物中发生。但到了 2016 年出版《为什么只有我们》（*Why Only Us*）一书时，乔姆斯基的立场有所软化，他与计算机科学家罗伯特·C.贝里克合著了这本书，书中写道：语言可能在近 20 万年前就出现了。与职业生涯早期的观点不同，乔姆斯基后来也相信尼安德特人可能有语言。在以色列洞穴中发现的尼安德特人舌骨表明，他们也会说话。在人体结构中，舌骨支撑着我们的舌根，帮助我们说话。与其他灵长类动物相比，这块化石显示尼安德特人舌骨的位置与智人相同，他们可能已经具备了某种形式的口语能力（D'Anastasio，2013）。

麻省理工学院语言学教授宫川茂推测，语言的进化不仅可以追溯到灵长类动物的交流，还可以追溯到鸟类的鸣叫行为。就像鸟鸣的旋律一样，我们可以通过调节声音来扩展有限的词汇量。达尔文也持有类似观点，他在《人类的由来》中写道："鸟类发出的声音在许多方面与语言都很相似。"

乔姆斯基认为，我们天生就具备语言能力，这种能力只在一个物种中出现，并且仅出现过一次。史蒂文·平克认同我们具有常规的语言能力，但他认为，语言的进化遵循的是达尔文式的渐进过程，由某些关键的突变驱动，比如某些使人类可以使用语法的突变。行为遗传学有四条定律，它们共同描述了基因如何影响我们的行为。前三项是：

- 所有人类的行为特征都是可遗传的（受基因影响）。
- 基因对个体的影响大于在同一家庭中成长对个体的影响。
- 在复杂的人类行为特征中，很大一部分变异并不是由基因或家庭的影响造成的。

简而言之，行为遗传学认为，人类的行为是可遗传的，但这也取决于我们的成长环境，环境也是造成我们之间差异的因素。如果两兄弟在同一个家庭或社会环境中长大，那么基因就会在他们的差异中起着重要作用。但如果他们在两个不同的家庭长大，那么他们所处的环境——受到的教育，而非天性——对他们的个性和行为则有更大的影响（Turkheimer，2000）。第四定律是由一组行为遗传学家提出的，其中包括平克以前的学生詹姆斯·李。第四定律指出，大多数可遗传的行为特征是许多基因共同作用的结果，每个基因单独的作用很小。

"虽然单个基因的异常可以破坏一个心理特质，但没有一个单独的基因可以完全决定一个心理特质的形成，"平克说道，"这与自然选择的机制是一致的。在自然选择中，一种有益的能力在统计学上是很罕见的，因此仅凭单个幸运突变产生这种能力的可能性极小。"他认为这个解释同样也适用于语言的习得。

早期人类会使用一系列具有意义的手势、话语和旧石器时代的咕哝声——这些被称为原始语言，类似于婴儿发出的"ma-ma"和"da-da"的咿呀声。由于传递信息的能力有利于人类的生存，因此自然选择会倾向于越来越多的语言交流。塔特索尔说："尽管这并不等同于我们所熟悉的语言，但涉及手势、肢体语言和声音的交流方式在早期人类中一定存在。"他认为，我们与尼安德特人和丹尼索瓦人的共同祖先在演化出象征性语言之前就已经预先适应了这一进化过程。

预适应（Preadaptations），或称扩展适应（Exaptations），是指为了实现某种特定的功能而演化出的特征，但后来又被用于其他用途。达尔文最早提出了这一概念，他认为某种特征的功能可能会随着世代的变化而发生改变。后来，已故古生物学家和生物学家斯蒂芬·杰伊·古尔德普及了这一观点。他最喜欢的例子就是鸟类的羽毛，鸟类在开始飞翔之前就已经有了羽毛，羽毛最初是被用来吸引配偶和保暖的。早期的鸟类在真正飞上天空之前就预先适应了飞行这件事。

同样，塔特索尔和其他一些人认为，我们的大脑早在我们开口说话之前就已经具备了语言能力。正如韦恩州立大学语言学教授利利亚娜·普罗戈瓦茨在反对乔姆斯基的观点时所写的那样："语言的最初（更简单的）阶段完全有可能利用了构成现有基因的元素。"如果是这样的话，语言的进化就会调用已经存在的基因和能力，从而产生有意义的句法和言语的扩展适应。普罗戈瓦茨认为，自然选择可能已经作用于那些在组合单词或在记忆单词上更胜一筹的个体的基因。

2002 年，研究人员报道了一个名为FOXP2 的基因，有可能就是乔姆斯基所提到的那个语言基因。一项研究纳入了 31 名家庭成员，其中 15 人患有严重的语言障碍，这 15 人都携带着突变的FOXP2 基因。随后的一篇论文报告称，人类携带该基因的两种突变体，这两种突变体都正常发挥功能才能发展出正常的语言能力。研究人员并没有在其他灵长类动物中发现这些突变体，这意味着它们是在过去 20 万年里才在人类群体中产生并迅速传播的。研究人员因此得出结论，FOXP2 基因一定在人类语言的习得中发挥了重要作用（Enard，2002）。

也许事实确实如此，但该基因肯定不是唯一的遗传影响因素。上段中提到的那项研究的结果从未被其他研究重复验证过，而且数据样本量比较小，只有一小群人的遗传数据，其中大部分人是欧洲和亚洲血统。通过研究更广泛的基因组，包括来自非洲人的基因组，研究人员发现，携带*FOXP2*突变体并不是语言习得所必需的（Atkinson，2018）。之后研究人员发现，一些其他基因突变体也与语言的习得相关联，其中有的存在于尼安德特人和丹尼索瓦人中，而另一些则没有（Mozzi，2016）。

猴子的解剖结构也支持语言是逐渐进化的理论。2016年，科学家报告称，猕猴的声道结构已经为说话做好了准备，理论上如果它们有支持语言的神经功能，就能够发出可理解的声音（Fitch）。过去几十年，人们一直认为猴子由于其声带解剖结构而无法发出类似人类的语言。但通过X射线拍摄猕猴交流的视频并进行观察，菲奇和他的同事发现，猕猴的声道结构可以发出语言所需的各种声音。他们认为，这意味着神经组织的变化——包括大脑语言中心的变化以及它们与控制语言肌肉的神经元的连接——对人类语言进化的作用可能比之前认为的更重要。X射线显示的猕猴声带结构能够发出五个可区分的元音，与大多数现代人类语言使用的元音数量相同。只要稍微修改一下神经回路，猕猴就能发出它们的a、e、i、o、u（不过考虑到经过这么多年的猴子实验之后它们要对我们说的话，也许它们还是不会说的好）。

支持猴子具有语言能力的还有备受争议的镜像神经元系统。里佐拉蒂最初的镜像神经元研究证实了猕猴大脑中一个名为F5的区域有镜像神经元活动，F5是猕猴大脑前部的一小块神经元，与人类的语言中枢布洛卡区（Broca's area）有关。他们的想法是，如果是F5镜像神经元活动使得猴子能够模仿有意义的手势，那么它们可能也为大脑进行语言交流做好了准备。在猴子中，F5 区域似乎在产生和解读面部表情中发挥了作用，就像我们的语言回路一样。布洛卡区和韦尼克区（Wernicke's area）是我们处理语音和语言的重要伙伴。前者位于我们左侧额叶的后部，在太阳穴后面；后者位于颞叶更靠后的位置，同样在大脑的左侧。布洛卡区帮助我们产生语言，而韦尼克区帮助我们理解语言。人类通过象征性语言进行交流是一种神经学上的舞蹈，它还涉及大脑的许多其他区域——那些影响性格、情感和面部肌肉控制的区域。

我们大脑的左右半球并不是镜像的，许多结构和功能只存在于一侧或由一侧主导。

这一现象出现的原因尚不清楚，有可能是因为将某些功能划到一侧会使神经传递更高效。相比于双侧设置，单侧设置的区域中信息不需要传输那么远的距离。"左脑控制分析思维、右脑控制创造力"的流行科学说法在很大程度上已被证伪。对艺术家和数学家进行的神经影像和解剖研究表明，他们大脑半球的结构或活动几乎没有什么差异。梵高的右脑活动并不比爱因斯坦的更活跃。富有想象力的绘画和相对论理论都需要来自大脑各个部分的相互连接和不对称区域的参与。

猴子和猿类的大脑也有许多与我们相同的不对称性，但不对称的程度轻一些，这表明偏侧化在人类大脑进化中也发挥了作用。研究表明，许多灵长类动物的不对称性是可遗传的，这种不对称性是由基因编码的。然而，与黑猩猩相比，人类受到的遗传影响相对较小。环境在我们的发育中有更多的影响，我们的大脑更具可塑性，可以应对一生中所接触到的大量感官信息，包括婴儿时期听到父母发出的陌生声音，这些声音最终会融合成语言（Gómez-Robles，2016）。

猴子和猿类都有与布洛卡区和韦尼克区功能相似的区域，但人类大脑的可塑性更强，能够更好地吸收和再现我们听到的象征性声音和发声模式。人类的语言中枢在微观层面上也更加复杂。塞门德费里和其他研究人员发现，与猴子的语言中枢相比，人类的语言中枢在神经元列之间具有更多的水平间隔，为彼此的连接提供了更多的空间，有助于更复杂的语言产生和加工。最近的研究证实，在灵长类动物中，人类布洛卡区的神经元连接程度最高，其次是其他猿类，而猴子的连接程度较低（Schenker，2008；Palomero-Gallagher，2019）。

社会脑假说依赖于群体成员之间的交流。让我们假设邓巴的想法在一定程度上是正确的，即人类社会智力的提高和复杂性的增加可以支持更大的群体规模。他认为，这在很大程度上要归功于语言和复杂的语音表达，他称之为发声疏导（Vocal grooming）。通过简单的毛发梳理，黑猩猩可以维持大约 50 个朋友、家庭成员和关系还过得去的熟人关系。有了语言以后，这个数字就跃升到了 150 左右，并且在人类中一直保持到今天。我们能够用一些象征性的声音传达"我想我可能喜欢你"或"我们关系很好，对吧"，而不必在一天的大部分时间里给朋友除虱子，这样就可以腾出大量时间来做其他事情。

邓巴认为，由于社会群体的规模和复杂性与大脑的大小相关，我们在 200 万年前到二三十万年前智人出现之间的某个时期达到了他所说的"能够处理 150 人的关系"的节点。在猴子和猿类中，群体规模和社交性梳毛所花的时间有直接关系。当社会群体的规模随着我们大脑的增长而扩大时，就会出现玻璃天花板效应，即一天中没有足够的时间通过梳毛来稳定不断增长的人际关系网络。邓巴的数据表明，随着古人类社会圈子的扩大，通过梳理毛发来维持关系所需的时间将超过非洲大草原上 12 个小时日照时间的 50%。如果没有其他社交方式，我们就不可能将群体规模扩大到超过其他灵长类动物。

一旦我们能够互相交谈，我们的社交生活就变得有趣得多，而且对地球的命运也有很大影响。我们有了一种新的、更有效的沟通方式后，无论是社会信息还是生态信息，都比以往任何时候传播得更快。邓巴认为，更复杂的发声是语言的预适应中的最后一种，此外还有笑声和歌声。他认为，笑声和歌声都利用了相同的内啡肽系统，有助于发展我们的社会群体，共同的经历使我们更紧密地联系在一起。

邓巴作为共同作者参与的 2017 年的一项研究支持了他的假设（Manninen）。研究人员使用了一种名为PET（正电子发射体层成像）的技术，来测量成年人与朋友一起观看喜剧电影时因笑声引起的内啡肽释放。结果显示，社交笑声促进了一些大脑区域中阿片类物质的释放，尤其是扣带回皮质和眶额皮质，这两个区域都与情绪反应和社交智力有关。他们还发现，和朋友一起看喜剧比看电视剧更能帮助人们忍受疼痛，并且用开怀大笑来调节我们的阿片信号系统可能有助于加强人际关系。

语言的出现自然而然地带来了八卦。在过去几十年里，包括邓巴在内的许多研究人员都认为，八卦对人类的进化有着巨大的影响。人们认为，在背地里说闲话有助于维持早期狩猎采集者群体的稳定，并可能仍然有助于维持如今社会内部的和平。人类在交谈时，超过 60% 的时间都在谈论自己或其他人：他们在做什么，他们穿了什么，为什么财务部的戴夫那么奇怪……八卦充当了社区守望者的角色，它可以监视那些骗子，并提高了我们中更值得尊敬、更具有奉献精神的人的声誉。对我们周围的人评头论足可能是一种恶劣行径，但它起到了重要的作用（Dunbar，1993）。

英国哲学家朱利安·巴吉尼称八卦是"对他人的道德评价……它涉及对人们的行为进行判断，判断其是对还是错，是好还是坏"。达尔文在《人类的由来》中写道："在掌握了语言能力之后，群体的愿望可以被表达出来，对每个成员应该为公共利益采取何种行动的共同观点自然而然地成为行动的主要指南。"

E.O.威尔逊可能会说，人类早在 150 万年前就利用了篝火，而后在篝火周围通过笑声、语言和闲聊八卦建立了社交关系。当我们在营地安顿下来后，深夜的闲聊可能有助于群落关系的巩固和稳定。温暖的火焰发出的光亮将一天的时间延长到了晚上，人们在平原上狩猎和采集了一天之后可以有更多的社交互动。2014 年，人类学家波莉·维斯纳进行了一项研究，分析了纳米比亚东北部和博茨瓦纳西北部布须曼人的昼夜对话内容。白天，大多数谈话都很实际，涉及土地权利和经济等话题；到了晚上，他们 80% 以上的谈话内容都是关于文化、人和其他群落的故事。当我们熬夜围着篝火分享故事，火的使用、语言和社会关系同时得到了发展。再加上一些舞蹈、歌唱和宗教仪式，这些综合起来便成为群落中的社交和情感纽带。

我们无法确定语言是什么时候出现的，但神经科学告诉我们，其他灵长类动物的大脑中也存在负责复杂交流的神经回路的原始形式。黑猩猩有自己的手势，并可以在野外发出多达 100 种有意义的声音。塔特索尔认为，南方古猿具备更丰富的词汇量，但对象征意义的理解能力并不强。已知的第一个人类物种——能人的头骨有更突出的脊状突起覆盖在布洛卡区和韦尼克区，这意味着这两个关键的语言中枢扩大了。直立人大脑的体积和更大的布洛卡区表明，他们也可能使用一种原始语言进行交流。一些研究人员认为，如果直立人中的某些成员确实像表现出来的那样是航海者，那么他们将需要用复杂的语言来支持寻找材料、建造船只并在开阔的海域中航行。

平克引用了加州大学圣芭芭拉分校进化心理学中心主任约翰·托比和莱达·科斯米德斯的观点。托比曾说过："我相信人类的进化包括对'认知生态位'（Cognitive niche）的探索，在这个生态位中，智人不同寻常的解决问题的能力、语言能力和社会性能力是共同进化的，每一种能力都使其他两种能力的优势倍增。"

塔特索尔认为，大约 10 万年前，人类在真正拥有创造力之前，就已经获得了现代象征性语言。在此之前，人类并没有什么独创性。象征主义是在一个由交流驱动的日益社会化的生活中发展起来的。我们的基因、神经回路和解剖结构已经未雨绸缪，让我们预先适应，为口语和文化的到来做好了准备。

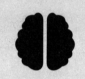

Temperament of the Dog

狗　的　性情

● 当一只老鼠在老鹰的注视下呆立不动时，它的杏仁核就会像着火一样疯狂运行。

杏仁核这个古哺乳动物大脑中枢不过是两个深埋在太阳穴后面的杏仁状囊结构。然而，在近 2 亿年来，它一直是保障哺乳动物生存的核心机制之一。杏仁核负责处理恐惧和焦虑情绪。从本质上讲，动物的恐惧是非常直接的：要么逃跑，祈祷不要被吃掉，要么留下来与对手搏斗。杏仁核是掌管战斗或逃跑反应的管制员。对于人类来说，杏仁核不仅会在面临死亡恐惧时发出信号，也会在我们感到焦虑时被激活。我们已经进化出了其他动物不需要处理的社会和文化上的"危机"，比如公开演讲、工作压力和网恋。

我们的眼睛、耳朵和鼻子在周围环境中检测到的一切都会被直接传递到杏仁核进行评估。如果传入的感官信息被认为有危险，杏仁核就会向我们的下丘脑发出信号，触发激素级联反应，肾上腺就会释放皮质醇（即"应激激素"），以及肾上腺素（Epinephrine，也作Adrenaline）。这就是为什么我们在恐惧的情况下会精力充沛和意识亢奋的原因——头脑清醒可以增加我们度过危险的概率。面对危险时，我们有压力，但也很警觉。

压力也会激活交感神经系统，这是决定我们遇到危险时是战斗还是逃跑的另一个关键因素。当我们感到害怕时，交感神经系统会使我们的瞳孔放大、肌肉收缩，为冲突做好准备；与此同时，由副交感神经系统控制的消化等植物神经功能会暂时停止，一旦我们避开了剑齿虎，或者完成了演讲，这些功能就会恢复。

杏仁核有助于将感官记忆刻蚀在我们的大脑中。这就是为什么某些景象、歌曲和气味可以在一瞬间触发情感和回忆，让我们回到童年。

长期以来，情感被认为是抽象的、由上帝赋予我们的品质，达尔文首先提出情感具有生物学基础。他在 1872 年的著作《人类和动物的情感表达》中写道："我们认为，表达某些心理状态的某些行为是神经系统构成的直接结果。"这位进化论之父认为，某些情感具有来源于大脑结构的生理成分，他还认为，我们的情感像大多数其他特征一样也经历了自然选择，并由进化塑造。

　　他的观点在如今仍然站得住脚。特定的大脑区域和回路可以处理和形成特定的心理状态，而且正如达尔文所认识到的，情绪通常伴随着相应的面部表情，这是身体和情感之间的联系；而动物的许多情绪与人类都有相似之处，这也暗示了情感的进化轨迹。我们喜欢将深刻的情感视为人类特有，但其他动物的内心并非毫无波澜：鸟儿会沉迷、大象和黑猩猩也会感到悲伤。当你的狗在窗边哀怨地看着你驶出车道时，这可能是分离焦虑的症状。

　　像恐惧以及性欲这样的情绪，都是最基本、最原始的心理状态，一个促进生存，另一个促进繁殖，是自然选择的两大支柱。科学家们认为，在后来的哺乳动物中出现的对后代的母爱，从生存的角度来看也是合理的。当早期人类围坐篝火旁谈天说地时，我们的社交生活可能已经包含了比如今所感受到的更丰富和深刻的情感。我们的情感自我与社交智力和沟通能力一同进化。无论人类的含义究竟是什么，它无疑包含了我们每个人都感受到的美丽而纠结的情感。随着社会性灵长类动物进化出越来越复杂的大脑，我们对更深层次情感的感受能力也在增强。更高级皮质区域的扩展加强了我们的情感体验，新的大脑中枢与旧的大脑中枢相连，使我们原始的情感增加了新的维度，于是我们拥有了悲痛、内疚、嫉妒、骄傲和爱。

　　当我们害怕时，前额叶皮质就会被调用来与杏仁核协商应对方式："我知道我很害怕，但最坏的情况又会怎样呢？"

　　"不妨想象一下他们都没穿裤子。"

当我们走向讲台时，大脑皮质的推理能力为我们的恐惧提供了背景。高级认知功能对情景的解读会让焦虑情绪和身体感受同步显现。如同语言一样，我们的情感也有一个进化过程，这一点可以在其他物种中追溯其踪迹。然而，根据我们现有的了解，人类拥有地球上最发达的情感。虽然我们的情绪常常处于失控的状态，但这种状态或许在某种程度上对我们有所裨益。

20 世纪 70 年代，保罗·埃克曼教授的研究支持了达尔文的观点。他的研究证实了面部表情在不同文化间的普遍性。同时，这项研究还表明，某些面部表情一开始只是人类对环境的简单适应，后来才逐渐产生出了交流意义。当害怕或受到惊吓时，我们的眼睛会睁得很大，以扩大视野；厌恶某些气味而皱鼻子的动作则有助于防止吸入有毒物质。只是后来有的时候，这些反应会变得更夸张，以传达惊讶和厌恶的意思。根据心理学家卡罗尔·伊泽德的说法，语言的发展在情感进化中起着重要作用。有了语言，我们就可以分享自己的经验和感受，更好地计划未来一起经历更多积极的情感体验（比如再去那棵茂盛的果树下），同时避免潜在的负面体验（不要回到你昨天偶然发现的狮子洞）。情感与象征性语言以及八卦交织在一起，有助于维持和衡量社会关系。当我们成群结队地去觅食时，一个心怀愧疚并吸取教训的懒汉可能会得到再次获得友谊和生存的机会；而一个厚颜无耻、毫无悔意地霸占所有果子的人则不然，而且他肯定会成为当晚营地周围讨论的主要话题。

　　研究我们为什么会有各种情感，这是一个极其复杂、令人困惑而又奇妙的生物学问题，因此相应的研究也异常困难。情感研究大部分将人类和其他动物中明显存在的情感进行比较，以解析它们之间的异同。我们并非贬低对更原始情感的广泛研究，但基本的恐惧和性欲确实是情感研究中较为容易的课题。而像爱这样的情感则是一个极其复杂的心理历程——一个生物学和心理学理论的深渊，许多人可能宁愿科学远离它。如果我们用一堆神经元和化学物质来解释人类最美丽、最神秘、最无形的特质，那么这种欣快感可能就荡然无存了。

　　但无论如何，让我们试试看。

　　猿类和古人类的婴儿因大脑发育带来了分娩困境，它们的出生只能越来越提前，因此需要更强的纽带来保护那些毫无抵抗力的婴儿的生命。自然选择不仅有利于母亲和孩子之间的联系，也有利于家庭、部落和母亲与父亲之间的联系。人类关系的极限可能是我们愿意为保护自己的朋友、家庭或国家而牺牲。但在自然界中，这样的情况非常罕见。人类建立紧密社会关系的能力是其他物种所不具备的，我想这是利他主义基因倾向的产物（即使是由我们自私的基因导致），同时也是近代文化影响的产物，是给予我们道德感的结果。

　　为什么我们会感受到像欲望和爱这样的情感，其神经生物学机制非常复杂。当然，性欲更原始，是繁殖和传递基因的驱动力，由下丘脑向睾丸和卵巢发出信号，产生睾酮和雌激素；睾酮是男性和女性性欲的主要驱动因素，但雌激素也有助于增加女性性欲，特别是在排卵期。

在性爱过程中，大脑的奖赏系统与性激素协同工作，产生快感，但它也是纯粹的情欲和更深层依恋之间的桥梁。当我们体验到快感时，下丘脑和脑干的一个原始区域——被称为被盖（Tegmentum）——会向大脑的其他区域释放多巴胺，包括纹状体、伏隔核和杏仁核。这个网络加强了依恋和联系，并唤起了恋爱时的欣快感。在人类中，新近进化出的前额叶皮质也被拉入奖赏系统中，使我们的联系比其他猿类可能感受到的更加深入，我们有能力建立强烈的浪漫关系，但在恋情破裂时，也会感受到更多、更强烈的痛苦。研究表明，爱情和欲望都会影响我们的奖赏回路，但方式略有不同。性欲会激活纹状体中与毒品和食物等令人愉悦的恶习相关的区域。爱的感觉会激活纹状体的另一个区域，以及大脑皮质中被称为岛叶的部分，它有助于赋予愉悦体验以意义。爱产生于对快乐和亲密关系的更高、更抽象的认知理解（Cacioppo，2012）。

此外，催产素也可以与奖赏系统共同作用以加强亲密关系。这种"拥抱激素"不仅加强了母亲和孩子之间的联系、引起哺乳反射和乳汁的分泌，还能在任何形式的亲密身体接触中释放。无论是性接触、浪漫接触还是柏拉图式的精神交流，催产素都会在我们体内产生一种温暖的社交快感。那些催产素基因表达被阻断的小鼠无法认出它们曾经认识的其他小鼠。但给它们注射一针催产素后，它们的社交生活几乎立即恢复正常（Winslow，2002）。

苍天呐 ∎

爱和依恋的对立面是悲伤，即我们对失去的反应。有些人认为悲伤是依恋在进化过程中的副作用。当我们失去重要的人或物时，无论是建立在浪漫爱情、社交乐趣之上的关系，还是对家庭或事业的无私奉献，我们怎会感受不到深深的打击呢？

爱或许不算是一种瘾，但它也有沉迷和强迫的倾向。当我们失去一个人的时候，往往看起来很像要戒掉一种上瘾的药物，情感上和身体上的痛苦都是真实存在的。达尔文在给他悲伤表弟的一封信中写道："强烈的感情在我看来一直是人性中最崇高的部分，缺乏这种感情则是无可挽回的失败。你应该庆幸，自己的悲伤是拥有人的感情所必须付出的代价。"

在我长大并搬出我父母的房子后，他们在弗吉尼亚州巴伯斯维尔的一个养牛场旁边住了几年。我还记得许多次回家度假的经历，当小牛被带走送到另一个农场时，我听到母牛在哀号、嘶哑地哭泣。没有人知道牛妈妈们在想什么，但我确信它们感受到了某种形式的悲伤，它们在思念自己的孩子。

人们已经观察到黑猩猩会表现出类似悲痛的情绪，这或许可以为人类悲痛背后的生物学原理提供一个参考。有一个广为人知的例子，赞比亚黑猩猩群体对一个 9 岁成员因呼吸道感染而早夭的反应。研究人员将这只年轻的雄性黑猩猩命名为托马斯。在托马斯死后的几分钟内，它所属的由 40 只黑猩猩组成的群落中，有 22 名成员聚集在它的身旁，嗅闻并触摸它的遗体。对于黑猩猩来说，它们的表现出奇的平静和安宁，坐在托马斯的尸体旁思考着死亡，甚至对食物也无动于衷。一只成年雌性黑猩猩跑过去拍了拍托马斯，似乎在问："它真的死了吗？"或者也许在说："看，它已经死了！我们继续做其他事吧。"一只名叫潘的成年雄性黑猩猩，作为托马斯的养父照顾了它多年，潘焦躁不安，疯狂尖叫着跑来跑去，保护着托马斯的尸体不让其他动物靠近。一只名叫诺埃尔的黑猩猩走过来，用草叶给托马斯清理了牙齿。

很难确定托马斯去世后其他黑猩猩的反应是否是一种悲痛，或者它所属群落中的其他黑猩猩是否确实在哀悼。但众所周知，黑猩猩对朋友和家人的遗体比对群落其他成员的遗体更关注。

芭芭拉·金认为，许多动物都会有悲伤的情绪，但大的大脑容量和强大的认知能力并不是悲伤所必需的。大象对死去的同类表现出强烈的关注，不同家庭的成员会前往死去长辈的尸体旁，进行嗅闻和触摸的仪式，与托马斯所在群落的仪式类似。被广泛报道的虎鲸J35 的传奇也被解读为一位母亲经历丧子之痛的故事。这头虎鲸带着它死去的幼崽的尸体游了 17 天，大约 1609 千米，最后才放开了它。海洋生物学家确信，这是一头不愿意放开它死去的孩子的母亲。金在其著作中提到，悲伤现象在各类物种中都存在，从雪貂、驴到大象，她尤其关注农场动物的悲伤情绪，因为它们的幼崽通常在很小的时候就被带走了（就像那些住在我父母家旁边的牛一样）。

美籍瑞士裔精神病学家伊丽莎白·屈布勒-罗斯将悲伤过程分为五个阶段：否认、愤怒、谈判协商、沮丧消沉和接受。这种情感历程的某些方面可以用进化的基本原理来解释。我们经历悲伤时，会感受到真实的痛苦和不适。我们害怕和焦虑，皮质醇在悲伤和压力中飙升。当强大的情感纽带因为一些打击而破裂时，感到痛苦是很正常的，但如果我们想要继续生存下去，并且在精神上有足够的能力在未来照顾更多的孩子，我们就必须接受现实，继续前进。一些心理学家认为，悲伤是一个人有能力投入情感和做出情感承诺的标志，能够感受悲伤的人才是理想的伴侣。另一些人则认为这是一种教育机制——如果某个人的孩子从窗台上掉下来摔死了，那么他所感受到的痛苦则会给他一个教训，让他不会再把另一个孩子单独留在危险之处而无人照看了。

与悲伤类似，许多复杂的情绪也可能具有适应性功能。得克萨斯州立大学奥斯汀分校的进化心理学家大卫·巴斯提出，内疚、嫉妒、幸灾乐祸和感激等情绪可能对个人和社会都有一定的作用（Al-Shawaf，2016）。这些情绪可能解决了一些适应性问题，如确定社会和性别等级、道德、惩罚偷窃者和保护自己的家庭。我们的情绪以及它们所解决的问题，比基本的"我很害怕，所以我要逃跑"要复杂得多。

驯化后的和谐 ■

情绪和我们克制情绪的能力，在人类社会的进化方面具有同样重要的推动作用。尽管人类时常表现出猖獗的残忍和粗暴，但与其他大多数动物相比，我们在控制脾气方面的能力却令人震惊。最近，理查德·兰厄姆在人类学领域宣传了一个流行的观点，即人类有能力保持冷静，因为人类是被驯化的物种，就像狗一样。狗是被人类刻意驯化的，而人类则通过进化适应经历了一个自我驯化的过程，让我们能够控制自己的攻击性（在我们表现出善良一面时）。在《善良悖论》一书中，兰厄姆将我们的攻击性行为分为两种截然不同的类型，一种是"反应性攻击"，即为回应挑衅而采取的暴力行为；另一种是"主动性攻击"，指的是蓄意计划的暴力行为，例如有预谋的谋杀和战争。黑猩猩经常表现出这两种类型的暴力。但与猿类和早期古人类相比，人类的反应性攻击行为已大幅减少。兰厄姆用了乘飞机这个例子——一架波音 747 飞机挤满黑猩猩，结果一定是一场混乱的暴力冲突。每天有成千上万的人和平地搭乘飞机，但是乘客仍然被迫在登机前接受侵入式的安全检查，因为一些"流氓智人"可能会策划炸毁飞机。人类是地球上最善于实施蓄意的、毁灭性暴力行为的物种，然而与我们野生的猿类亲戚相比，我们简直就是天使。

兰厄姆写道，驯化并不等同于驯服。人们曾尝试驯服狼，但最终却发现它们会变得狂暴无度——找不到更好的词来形容——就像发疯一样。黑猩猩也是如此。多年来，很多人与黑猩猩住在一起，最著名的是迈克尔·杰克逊，他曾和黑猩猩泡泡一起住在他的梦幻庄园，但即使是最温顺的黑猩猩也远未被驯化。

人类与黑猩猩共同生活导致的事故里，没有比特拉维斯的故事更骇人听闻的了。特拉维斯是一只博学的 13 岁雄性黑猩猩，在康涅狄格州小镇非常有名。它会给植物浇水，会使用电视遥控器，还会开门。有一天，特拉维斯拿着主人桑德拉的车钥匙走出了家门，桑德拉无法说服它回来。桑德拉的朋友查拉带着特拉维斯最喜欢的玩具之一艾摩人偶过来帮忙。接下来发生的一幕令人毛骨悚然。查拉被攻击了，手、脸、视力和脑部受伤。警察到达时，特拉维斯走到警车前，打开驾驶室一侧的门，被里面的警察开枪射中。之后它回到桑德拉的家，死在了自己的床边。

被驯化的动物不会有这样的行为。驯化动物在基因上与它们的野生祖先不同，它们更善于与他人相处，包括陌生人。狗偶尔也会攻击人类，但通常是由于它们的主人灌输或鼓励它们这样做，它们很少像狼（或黑猩猩）那样凶残。迈克尔·托马塞洛和布赖恩·黑尔的研究表明，尽管黑猩猩的智商更高，但狗更能适应人类的社交暗示（Kaminski，2009；Hare，2002）。很少与人类接触的小狗比从出生就被人类养大的成年狼更能理解人类的信号。经过 1.5 万年的驯养，狗一直和我们生活在一起，它们很善于倾听我们的声音。

"当我们发现狗能以黑猩猩无法做到的方式与人类合作和交流时，我惊呆了，"黑尔回忆道，"黑猩猩在很多事情上都很聪明，可以解决狗永远无法解决的问题，但理解手势意图这种基本能力对于它们来说真的很难。"

　　认为人类在某种程度上比其他动物更容易被驯化的观点并不新鲜。亚里士多德、早期人类学家约翰·弗里德里希·布卢门巴赫和达尔文都这么认为。达尔文意识到被驯化的动物不仅比野生动物更加温顺，它们还具有一系列共同但不相关的特征，比如狗和狼。被驯化的动物通常具有较小的体型、松软的耳朵和卷曲的尾巴，它们的面部往往是凹陷的，下颌和牙齿比野生动物要小，而性别之间的差异也不太明显，两性在体型上趋同。

　　现代研究表明，野生动物也倾向于拥有更大的杏仁核，这或许可以解释它们为什么会做出更可怕、更具攻击性的反应（Kruska，2014）。总的来说，驯化动物的大脑往往更小。基于古人类之间的解剖学差异，兰厄姆认为人类也经历了驯化过程，并在 30 万至 20 万年前智人出现的时候变得更加温顺。这可以解释为什么我们的大脑在过去的 1 万到 3 万年里一直在缩小。我们得了"驯化综合征"（Domestication syndrome）。兰厄姆认为，随着人类形成越来越具有合作性的社会，进化会更有利于不那么好斗、身体不那么强壮的男性，即在进化过程中会淘汰那些喜欢欺凌弱小的恶霸。对友善的重视导致人类变得更随和，情绪也更稳定。

　　在 2020 年出版的《友者生存》（*Survival of the Friendliest*）一书中，黑尔详细阐述了这一点。他写道："大众想象中的'适者生存'理念可能会是一种糟糕的生存策略。研究表明，成为最大、最强、最凶猛的动物可能会让你终身承受压力。"他还补充道，持续的攻击性是有代价的，比如增加被杀的概率。

　　20 世纪 50 年代末，苏联遗传学家德米特里·别利亚耶夫开始研究西伯利亚的银狐，以更好地了解动物的驯化过程。狐狸皮在世界各地都很珍贵，西伯利亚的家庭世世代代都驯养狐狸。别利亚耶夫开始选择性地饲养更温顺、不那么害怕人类的狐狸。仅仅过了三代，幼狐就明显减少了对人类的恐惧和攻击性。到了第四代，它们会像狗一样

德米特里·别利亚耶夫和他的狐狸

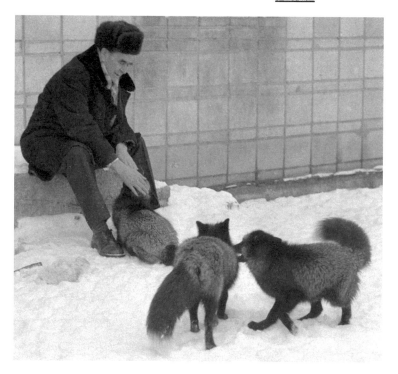

摇着尾巴跑到人类面前。在随后的几代中，别利亚耶夫注意到许多狐狸家族的皮毛上出现了白色或斑点状的图案。彩色背景上的白色斑点是驯化的典型标志——想想奶牛、狗、马以及穿着"袜子"的白足猫身上的黑白图案。最后，别利亚耶夫驯化的狐狸有着松软的耳朵，雄狐的头骨也缩小了，看起来不那么具有攻击性，变得更像雌性了。多年以后，黑尔在与兰厄姆一起工作时也到了西伯利亚研究这个故事中的狐狸。黑尔发现，尽管这些实验狐狸的认知能力从未被人为培养，但它们在解读人类社交暗示方面却表现出了像狗一样的技能。看来，选择温顺和驯化带来了许多作为进化副产品的特征，这些特征似乎没有任何必要的功能，就像男性的乳头一样。

一些研究人员认为，驯化可能为语言的出现铺平了道路。驯化鸟类体内的皮质酮水平往往较低，皮质酮是它们体内的主要应激激素，类似于人类的皮质醇。在鸟类中，高激素水平与认知能力受损和歌唱学习系统发育缓慢有关。在一些鸟类物种中，对温顺和友好的自然选择与发出更复杂鸣叫声的能力有关。如果更温和的环境允许驯化的雀类发出更复杂的声音，那么压力较小的驯化环境对人类也许有同样的作用。

神经嵴细胞（Neural crest cells）是驯化之谜中另一个有趣的部分。神经嵴细胞是脊椎动物胚胎背部的临时细胞带。在发育过程中，这些细胞迁移以帮助形成周围神经系统、面部和头骨的软骨和骨骼，以及赋予皮肤色素的黑色素细胞，它们还会迁移形成肾上腺。驯化和温顺的自然选择通过减少神经嵴的迁移，使得形成的肾上腺相对较小、激素的分泌减少，从而降低攻击性和情绪反应。自然选择通过限制神经嵴细胞的迁移，产生一系列的驯化特征。这解释了所有伴随着驯化过程出现的、看上去毫无用处的非适应性特征。在身体发育过程中，由于到达最外沿的神经嵴细胞数量减少，于是牙齿、下颌骨和颅骨都变小了。又因为结构软骨的延伸范围变小，耳朵也变得更松软。驯化动物是更友善、更温顺的生物，以至于可以把驯化综合征等同于"幼态延续"。因为无论是在情感上还是身体上，它们都有更多的孩子般的特征。这或许可以解释为什么智人看起来与不那么令人畏惧的尼安德特人相似。兰厄姆认为，倭黑猩猩也经历了这一过程，这是它们性情更随和的原因，而黑猩猩则没有。他说："我不知道黑猩猩的大脑在 6 岁到 16 岁之间会发生什么样的变化，但我猜测，就解剖结构和脾气秉性而言，倭黑猩猩更像 6 岁的黑猩猩。"兰厄姆认为，我们拥有和倭黑猩猩相似的和平品质并非直接归因于我们与其有共同的祖先，他认为我们之所以有相似之处是趋同进化（Convergent evolution）的结果，即同一特征在多个物种中独立进化。变得不那么容易激动可能对我们这两个温顺的猿类物种都有好处，因此这样的特征在不止一个物种中被独立地选择。

　　神经嵴细胞的迁移，部分是由一种叫作BAZ1B的基因驱动的。我们大多数人都有这个基因的两份副本，但威廉姆斯综合征（Williams syndrome）患者只有一个。患有这种罕见遗传病的人有认知障碍、头骨小、有精灵般面部等特征，并且非常友善。这与驯化综合征的一系列特征惊人地相似。在 2019 年底发表的一项研究中，研究人员观察了增加或减少神经嵴细胞系中*BAZ1B*活性的影响。对该基因活性的改变影响了数百个已知与面部和颅骨发育有关的其他基因，并且发现*BAZ1B*活性的降低在驱动威廉姆斯综合征患者面部特征形成方面非常重要。研究人员还研究了现代人、尼安德特人和丹尼索瓦人DNA中的数百个颅面基因。他们发现，人类基因组经历了大范围的突变，以帮助调节基因的功能。其中许多相同的变异基因在驯化动物中被选择，这也支持了人类在近些年经历了驯化的理论（Testa）。

2018年，肯特州立大学人类学家C.欧文·洛夫乔伊和玛丽·安·拉汉蒂的报告称，人类大脑中有一种独特的神经递质混合物，可能也参与了人类的自我驯化。研究小组测量了人类、黑猩猩、大猩猩、狒狒和猴子大脑样本中的神经递质水平，这些样本都是自然死亡的。具体来说，他们测试的是纹状体中的神经递质水平，你应该还记得我们上文提到纹状体与社会关系、浪漫行为和奖赏系统有关。虽然人类、大猩猩和黑猩猩的纹状体中 5-羟色胺活性都有增加，但与其他物种相比，人类纹状体中的多巴胺明显增加。纹状体中这两种神经递质水平的升高与认知和社会智力的提高有关。混合物中还含有神经递质乙酰胆碱，较高水平的乙酰胆碱与攻击性有关。洛夫乔伊和拉汉蒂还发现大猩猩和黑猩猩的乙酰胆碱水平比人类高得多。拉汉蒂表示："人类和大型猿类都有着高水平的纹状体血清素（5-羟色胺），这可能有助于复杂社交互动所需的认知灵活性。与大多数其他猿类相比，人类的乙酰胆碱含量较低，这意味着我们不那么有攻击性。各种生化分子之间的相互作用就像音乐会中不同乐器和谐演奏一样，在人类和其他猿类中共同发挥作用，形成各自独特的身体特征和行为表现。"

洛夫乔伊和拉汉蒂认为，人类大脑的神经化学特征是由自然选择所塑造的，这是由于它为人类带来了多种繁殖和生存的优势。研究小组推测，高水平的纹状体多巴胺和血清素将产生更高级的社交行为，促进了对同理心和语言的自然选择。200万年前，在人类大脑开始迅速扩大之前，犬齿就已经从獠牙缩小到如今的大小。这一现象表明人类的攻击性降低了，这与在我们大脑中发现的神经递质相符。人类的自我驯化在一定程度上源于一种独特的神经化学，它与社会理解和克制的情绪相互兼容。

随着认知水平的提高，情感思维和理性思维之间出现了令人费解的拉锯战。人类擅长在明知错误的情况下做出错误的决定。在亲情、友情和政治问题上，真相可能无足轻重，我们无条件地支持我们的派系。但是为什么呢？这种自相矛盾的思维方式对我们的进化有好处吗，为什么我们要听从自己的直觉或内心呢？

你可以认为一些原始的情绪是适应性的。当然，生气时对别人大吼大叫会让你成为无礼的人，并可能产生负面影响。但是，在你主动出击、拿回一块被偷的猛犸象肉排并获得一些热量时，这种攻击性可能对你的生存有利。同样，如果相信虚假的信仰和太阳神可以让你融入一个支持你、保护你的群体，那么这种相信也是值得的。

　　数百万年来，想要摆脱冲动的情绪是很难的。我们的本能来自既原始又新颖的大脑中枢，我们的决定可以来自动物的反应和人类的理性。尽管我们拥有比大多数物种更强的自我控制能力，但原始的大脑常常会胜出。我们的社会生活和情感生活既是独一无二的，又彼此共通，因为我们的爱、失落、尴尬和愤怒等情感在其他动物心理中也有所反映——我们的人际关系和象征性语言来源于梳理毛发的猕猴或跺脚的黑猩猩行为的长期演化。

　　我们和其他灵长类动物的社会生活会随着年华老去而发生改变（Almeling，2016）。和我们一样，随着年龄的增长，猴子在社交方面会变得更加挑剔，它们更喜欢与朋友为伴，而不是那些不太熟悉的或者被它们认为很无趣的猴子。在年老的时候，它们宁愿和老朋友在一起打发时间，也不愿意再去四处闲聊或者四处梳毛来结交新朋友。和许多老年人一样，猴子老了之后也会变得脾气暴躁，固守自己的生活方式和日常作息，只和那些能容忍自己的同伴相处。

食物，火，以及人类大脑的未来

3
第三章
Part

■■■
一个伴随雷雨云砧和
嶙峋闪电的奇异世界即将展开。

——鲍勃·迪伦
（美国著名民谣摇滚歌手）

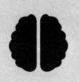

Weather Permitting

如果 **天气** 允许

在合理范围内，人类几乎什么都吃。

我们是地球上食性最杂的物种之一，至少有两次，这种食性救了我们的命。

260 万年前，随着地球进入第四纪（也是人类出现并迅速发展的地质时期），地球开始出现周期性的变暖和变冷。每 4 万年，后来是每 10 万年，冰川就会从格陵兰岛向北美洲和欧洲蔓延，逐渐覆盖其中的大部分地区，然后再逐渐消退。通过分析沉积物中的古代植物群，科学家们发现，变化无常的气候导致了非洲植被和地貌的剧烈变化。在较凉爽、干燥的地区，郁郁葱葱的森林被稀疏的林地和广阔的热带草原所取代。第四纪开始时的一个寒冷期与南方古猿阿法种（也就是露西族人）的灭绝与人属出现的时间吻合。60万年后，出现了身材高大、大脑也大的直立人。科学家们认为，这种新出现的物种不仅能够在竞争中取胜，而且能忍受气候变化，食性也更多样化。它们适应了新的地形，越来越多地用两条腿走更远的路，去采集植食性食物、四处搜寻腐食，渐渐地有了狩猎行为。在《科学美国人》中，哥伦比亚大学古气候学家彼得·德梅诺卡尔写道："能适应这些变化、在饮食和居住地的选择上更灵活的生物，才能持续繁衍壮大。"

社会智力的提高可以帮助古人类适应气候变化、摄入更多的食物。我们在平原上的新家园毫无遮蔽，一览无余，而社会化为我们提供了大量的安全保障。芭芭拉·金表示："社会视角极其重要，毕竟采集植物性食物、四处搜寻腐食和狩猎都属于社会性活动。我认为，促使我们进化的一个关键因素是要求更强合作能力的自然选择压力越来越大。"社交大脑也就变成了必需品。

我们的新生活方式更有利于那些擅长跑步的人。南方古猿逐渐从矮小、结实、驼背变得纤瘦、腿长。到直立人出现的时候，古人类已经能够熟练地用两足行走，并且能走比以往更远的距离。他们面临着适应新气候的压力，需要持续寻找新的食物来源。非洲的地形经历了稀树林地和广阔平原之间的多次变动，但总体来说，那里的气候越来越干燥，地形也越来越开阔，这种环境变化导致直立人在至少200万年前就开始从非洲迁徙到亚洲。

我们的食物供应随自然而变化，有时丰盛，有时枯竭。岩石和牙齿化石的放射性年代测定显示，至少有两次剧烈的气候变化迫使我们的祖先要么拓展口味，要么死亡。有些古人类就因此没能活下来。牙齿化石显示，在这些气候变化时期，我们的祖先从以素食为主转向肉类、水果和蔬菜均衡的杂食性饮食。我们的傍人属表亲——健壮的南方古猿就没那么幸运了。虽然气候发生了变化，但它们仍然以素食饮食为主。随着森林水果的稀缺，他们转为吃草，但大部分草都难以消化。大约在 100 万年前，它们就灭绝了。

持续进化需要合适的饮食。通过化石证据和放射性年代测定，各个领域的科学家们现在对我们的祖先吃什么，以及哪些食物和营养物质可能在构建我们的大脑时发挥了作用，都有了很好的了解。我们独特且不断拓展的饮食模式，以及不断进化的获取食物的能力，是其他生物所不具备的，也是我们故事中的关键部分。

猴子生活在一个三维的树上世界，它们的大眼睛和对周围环境的敏锐感可以帮助它们从水果、种子和花朵中寻找可食用部分。它们在这方面异常灵巧，甚至可以用小指和灵活的拇指从采摘的水果中一粒粒地取出种子。对它们来说，智力方面的自然选择可能包括社交压力以及从树上获取食物的能力。猴子的生态可塑性也比较强，它们会根据环境的变化而不断调整自己的饮食，必要时，它们还会食用昆虫、真菌和小动物作为补充。

在热带地区进化的猿类，也主要依赖树上的果实生活，但在食物匮乏时也会用其他食物作为补充。它们喜欢被虫子爬满的棍子，会用粗糙的工具挖掘可食用的树根，而发现这种树根通常是一件大事，常常引起许多争夺和尖叫。黑猩猩偶尔也会猎杀猴子，吃它们的肉。雄性黑猩猩会组成有策略的狩猎队伍，然后其中一只黑猩猩负责把猴子从树上赶下来，而其他等在树下的黑猩猩负责把猴子逼到角落。倭黑猩猩有时也会采取同样的狩猎策略，但多数由雌性参与。

约翰·米塔尼表示："许多灵长类动物生活在热带栖息地，需要一定的智力才能知道食物在哪里，黑猩猩就非常清楚自己的食物供应情况。"他笑着说道："我本以为自己非常了解它们生活的森林，每年我都以为这棵果树或那边的某片区域会产出大量食物，但通常最终是其他地方产出了大量食物。适应这些季节变化或年度变化需要智慧，而黑猩猩对它们周围的食物来源有着令人难以置信的了解。"

最早期人类的饮食可能与黑猩猩非常相似。一段时间里，我们的猿类祖先会在热带草原和稀树林地之间来回奔波，以寻找食物。如果草原进入干旱期，它们就会进入林地，以水果、种子和猴子为食；如果森林被过度采摘，它们就回到草原挖草根。富含纤维且营养丰富的鳞茎、块茎和球茎是早期人类稳定可靠的营养来源，它们几乎随处可见，并生长在地下来免受不太聪明的动物伤害。

最重要的是 ■

与其他猿类相比，智人的牙齿非常小，下颌也缩小了。这种变化部分是为了适应语言的出现，因为较小的口腔器官才能更好地控制声音。同时，我们口腔和臼齿的进化也是饮食变化的结果。在早期古人类中，从原初人属到地猿属，到南方古猿属，再到人属，我们的尖牙（或称"犬齿"）由大的、更像猿类的獠牙，缩小为更像智人的犬牙，因为嘴不再作为我们的武器。南方古猿像猿类一样吃相对较软的水果，但它们的臼齿也可以咀嚼坚果、种子和根。南方古猿与其他许多猿类相比食性更杂，但仍像黑猩猩一样只保留了一层薄薄的牙釉质，这反映了它们还没有完全适应稀树草原的生活，或许可以解释为何大多数南方古猿的牙齿化石总是烂糟糟的。总的来说，随着人类的进化，我们的下颌和牙齿会缩小，牙釉质会变厚，以适应更多样化的饮食。经历了能人和直立人阶段，我们失去了具有杀伤力的尖牙，最终形成了一个小巧而紧凑的嘴巴，里面挤满了具有厚牙釉质的牙齿，从而可以咀嚼从柔软多肉的到坚硬多纤维的各种食物。我们缩小的下颌正是自我驯化的标志，正如达尔文所言："人类的早期祖先可能长着巨大的尖牙，但随着他们逐渐习惯使用石头、棍棒或其他武器与猎物或敌人作战，就越来越少地使用下颌和牙齿。在这种情况下，下颌和牙齿就会变得越来越小。"

如果说沟通交流和社会复杂性的预适应开发了我们的大脑，促进我们主导世界，那么在这个过程中，有一种特别的、柔软的食物为我们提供了能量——肉。

肉类食物只占黑猩猩饮食的 3%，早期人类可能也是如此。但随着我们的祖先从森林移居到原野，我们越来越倾向于食肉。在进化过程中，我们的大脑会像气球一样膨胀变大。食肉可以带来丰富的蛋白质、脂肪等营养物质，灵长类动物的大脑体积以前所未有的速度增长，最终形成了我们如今的巨大脑袋。目前还无法确定，肉类摄入量的增加是否直接导致了我们大脑体积的增大，抑或是其他的适应性改变使我们拥有了更大、更聪明的大脑，从而让我们变成了更优秀的猎人。也许两者兼而有之，肉类的摄入满足了进化出更大大脑所需的热量。

芭芭拉·金主要吃素食，但她也认为吃肉对过去的我们来说非常重要："我觉得如今的我们需要具备同情心，需要用进化出来的大脑思考我们吃的是什么。但我还是要强调，那就是肉在我们大脑的进化中发挥了关键作用。作为纯素食者、素食主义者或忌肉主义者，我们不能因为政治因素而改写我们的进化史。这就是事实。"即使是少量的肉也富含对大脑和身体健康有益的营养物质，包括但不限于B族维生素、铁、锌和硒。

人类在开始阶段，想要多摄入肉类只能多吃腐食。早期人类并不像如今的我们这样处于食物链的顶端。在先进的武器出现之前，我们面对一只性情温和但饥肠辘辘的猫时几乎束手无策。我们能够生存的关键，得益于大型食肉动物粗放的进食方式。狮子或狼这样的掠食者杀死猎物后，它们通常只吃内脏。肾脏、肝脏、脾脏和大脑都富含蛋白质和脂肪等营养物质，这些内脏比生肉营养更丰富。狮子和狼等掠食者在进食之后会留下很多肉，然后我们紧随其后，获得了它们的剩饭剩菜，可能也同时击退了那些有相同企图的鬣狗祖先。

起初，人类学家并不是很清楚人类是如何成为食肉动物的。现代狩猎采集者是杂食性饮食，有些人的肉类摄入量高，有些则较低。化石证据（包括汤恩男孩）表明，早在南方古猿时代，古人类就可能参与过野蛮屠杀。到了能人和后来的直立人时代，我们已经是经常吃肉的物种了。2013 年，史密森尼学会的人类学家布里安娜·波比娜和她的同事们一起记录了来自肯尼亚的 3700 多块动物化石和近 3000 件石器，这些化石和石器可追溯到 150 万年前。其中的骨头化石清楚地表明，古人类很可能是直立人，并且会经常分解处理动物的尸体。那时，肉类已经成为我们古代食物金字塔中不可或缺的一部分，此后我们就一直是地球上唯一一种以肉食为主的灵长类动物。

几年后，为了研究早期古人类是否把腐肉作为一种食物来源，波比娜前往肯尼亚的一个私人野生动物保护区。这个保护区里大部分是狮子，它们的祖先可能与直立人生活在一起。波比娜花了几个月的时间来记录狮子的饮食习惯，她发现，在狮子吃剩的动物尸体中，近一半都残留一些肉，有的剩下的还不少。对于我们这些攻击力较低的弱小人类来说，捡拾狮子和剑齿虎丢弃的肉是一种可行的生存策略。

我们也吃骨髓。化石证据显示，早期人类会使用石锤敲开骨头，刮出里面富含营养物质的骨髓食用，而大型猫科动物是不吃这些的。

到了某个时期，我们可以吃到更优质的肉之后，就不那么依赖这些"剩饭"了。我们开始通过组团恐吓或战斗，与其他食肉动物争夺肉。后来，我们也开始打猎，使用粗糙的石片或投掷物主动攻击小动物。威斯康星大学的人类学教授亨利·邦恩通过比较现代狮子和早期人类的狩猎习惯发现，早在 200 万年前，人类就可以跟踪、伏击并捕杀大型动物。他认为，也许早期人类并不完全依赖于食腐。在他提出这一观点之前，关于人类狩猎最早的明确证据是在德国的一处有 40 万年历史的遗址中，人类在那里用长枪刺穿了一匹马。

平原上的火 ∎

大脑的能量消耗非常高。在 20 世纪 90 年代，英国科学家莱斯利·艾洛和彼得·惠勒提出了"昂贵组织"假说（Expensive tissue hypothesis），他们认为，人类大脑的进化一定是以其他器官（胃肠道或肝脏等）的功能减退为代价的。大约在 200 万年前直立人开始出现的时候，我们的肠道功能就开始减退，变得不能每天只吃草和树叶，否则就会消瘦。肉类是更高质量、更高热量的食物。艾洛和惠勒认为，其他动物的肉使人类大脑能够扩容和进化。

肉很重要，处理肉的方式同样也很重要。理查德·兰厄姆在他 2009 年出版的《生火：烹饪如何使我们成为人类》一书中写道："正是我们对火的利用推动了我们大脑的扩容。我认为，导致人属出现的变革性时刻——也是生命历史上伟大的转变之一，正是源于人类对火的控制和烹饪食物的出现。"

我们最早吃熟食的经验应该来自收捡丛林大火后的动物残骸。被大火烧焦的动物肌肉和肌腱是一种简单而美味的能量来源，也许我们的祖先在与其他猿类分离后，会时不时地享受这种美味。黑猩猩有时会在烧过的灌木丛中寻找烤熟的种子。兰厄姆和同事们的研究表明，猿类更喜欢熟的食物，这表明旧石器时代的人类可能也是如此（Wobber，2008）。2015年，密歇根大学进化生物学家亚历山德拉·罗萨蒂和哈佛大学心理学家费利克斯·沃纳肯在一系列研究中发现，圈养的黑猩猩更喜欢吃煮熟的蔬菜。罗萨蒂和沃纳肯先给这些黑猩猩展示了几片生土豆片，然后把它们放入一个盛有熟土豆片的碗里。在晃动碗之后，他们从碗中拿出一片熟土豆片。这些黑猩猩很快就把摇碗这个动作与它们喜欢的熟食联系起来。现在，如果给它们一片熟土豆片，它们会很高兴地吃掉它；如果给它们一片生土豆片，它们就会把它放进碗里，如果没有可用的碗，它们就会紧紧拿着自己的那份，或者到其他地方去找碗。跟我们的祖先一样，它们发展出了对熟食的口味偏好。

南非奇迹洞穴（Wonderwerk Cave）中遗留下来的灰烬表明，至少在100万年前，人类就开始烹饪食物了（Berna，2012）。熟的食物不仅更容易咀嚼，也更容易消化，从而节省了我们的能量消耗。把食物放在火上烹饪，可以破坏食物中的毒素和有害微生物。某些食物烹饪后释放出的维生素和营养物质，是我们无法通过生食获得的。饮食的剧烈变化对我们的身体、神经和社会群落都产生了重大影响。随着食物变软，我们的牙齿和咀嚼肌继续缩小。人类学家彼得·卢卡斯估计，与咀嚼生土豆的臼齿相比，咀嚼熟土豆的臼齿会缩小 82%。烹饪给了我们一种更容易获取营养的方法。

我们知道，饮食与我们大脑的健康和功能密切相关。早期人类的饮食可靠、营养丰富，这可能会使他们的认知能力得到提高，而认知能力的提高会促发更富创造性的想法，从而发现一些更利于生存的新技能。烹饪技术高、控火能力强的人可以胜过那些啃食生肉、生嚼软骨的人。因为烹饪有助于保存肉类，使又硬又韧的蔬菜变得可口，我们也就能更好地狩猎，并采集更多样的植物。这正如达尔文的"先有鸡还是先有蛋"理论：烹饪后的食物为我们提供了丰富的营养、促进了大脑的发育，反过来，发育后的大脑使我们能够以更有趣的方式烹饪和创造。达尔文写道："火的发现可能是人类有史以来除了语言之外最伟大的发现，它可以追溯到人类历史开始之前。人类发现了生火的艺术，并通过火将硬而多纤维的根变成了易于消化的，将有毒的根或草变成了无害的。"

在某些情况下，烹饪食物也会破坏有用的营养物质，使某些营养物质变性或产生难以消化的蛋白质。但大量证据表明，烹饪后的肉和蔬菜是更有效的能量来源，正如兰厄姆所说，"能量对生命来说才是更关键的。"

"所以你不是生食运动（Raw food movement）的支持者？"我问他。

他说："如今我们任何时候都可以品尝到来自世界各地的美味的、由高度驯化的饲养动物做成的食物。而生食主义者只有在富裕的现代环境中才能发展壮大，因为他们需要依赖高质量的食物为生。"生食主义者通常需要足够的钱定期去全食超市买未加工的食物，还需要足够的时间和精力来规划每餐饮食中所含的热量和营养物质。想想菠菜吧，炒过的菠菜会从一大捆叶子缩小到只有一点儿。一杯煮熟的食物所含的热量是一杯生食热量的六倍，并含有更浓缩的营养物质，吃的时候也不需要一直咀嚼。纯生食饮食习惯与维生素B–12和高密度脂蛋白水平降低相关，也与骨量减少和女性排卵障碍相关。

最健康的饮食习惯应该是混合食用生食和烹饪后的食物。胡萝卜、辣椒和菠菜等蔬菜烹饪后会释放出抗氧化剂，如酚类、叶黄素和β–胡萝卜素。另一方面，许多蔬菜烹饪后会丢失维生素C和B族维生素。为了大脑和身体的健康，最好两种都吃一些。

塔特索尔并不完全赞同兰厄姆关于自我驯化的观点，但他赞同火对古人类进化的重要性，他说："兰厄姆有力地证明了在食物的早期加工过程中，烹饪食物促进了大脑的发育。大脑是一个非常耗能的器官，需要高质量的饮食提供能量。获得高质量饮食的方法之一就是生火做饭。"兰厄姆认为，直立人是最早使用火的古人类之一，他说："我之所以如此认为，是因为它们的肠子相对较小，更接近人类的肠道而非黑猩猩的。它们的牙齿也像智人一样小，这意味着即使在很难找到食物的时期，它们也能获得相对高质量的食物。"

就像今天一样，烹饪也可以帮助早期人类保存食物，延长狩猎或采集的战利品的食用时间。兰厄姆回忆起他在刚果与俾格米狩猎采集者一起度过的九个月，"我在那儿的前几个星期，他们杀了一头大象，然后把大象肉条挂在有火的棚屋里，我走的时候他们还没吃完。"

一旦人类拥有了火，它就像食物、水和住所一样成为我们生存的必需品。在使用火之前，人类更依赖大自然。太阳下山时，一天就结束了。想象一下，在没有光源和热源的情况下露营。夜晚是黑暗且危险的，每个人都很早就睡觉了，并希冀着一个没有捕食者侵扰的睡眠。火让我们可以熬夜开玩笑讲故事，点亮我们的社交生活。火能帮我们吓跑动物，能让我们把小猎物从洞穴里熏出来，还能让我们迁移到新的、更寒冷的地区，寻找未被发现的食物和资源。

烹饪的出现也伴随着沉重的文化代价。许多人类学家认为，在人类掌握使用火的技能之前，女性就像雌性倭黑猩猩一样，在群体中享有一定程度的影响力和统治地位。由于火带来了更可靠、持久的食物来源，男性就可以花更多时间外出狩猎及磨炼其他技能，而女性则留在家中采集食物和做饭。这种新的劳动力分配方式对社会进化和认知进化造成了重大影响。正如芭芭拉·金所说："烹饪本质上为我们提供了完整的营养组合包，同时，也改变了社会动态。"分娩困境已经把年轻妈妈们束缚在了营地，火和烹饪又进一步推动了性别分工，而这种分工在如今的社会中仍然普遍存在。正如兰厄姆在《星火燎原》（*Catching Fire*）中所说，"烹饪使女性陷入了一种新的从属角色，而这种从属角色是由男性主导的文化所强加的……并诞生、延续为一种新的男性优越文化……这不是一幅美丽的图画。"

男人可以四处游荡，而女人只能待在家里。

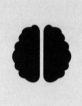

A Paleolithic Raw Bar

旧石器　　时代的
生　鲜　　吧

● 那个男人，或者也可能是女人，可能是出于某种需要才这么做。他要么吃下这个白花花的、带些灰色的、黏黏的东西，要么就得去死。19万年前，一个我们如今称之为海洋同位素6阶段（Marine Isotope Stage 6，简称MIS 6）的冰河期开始了，地球的大部分地区变得又冷又干。对包括人类在内的许多物种而言，大范围的干旱使非洲平原的生存环境变得更加严酷、贫瘠，这里成为充满斗争、绝望和饥饿的竞技场。据估计，在MIS 6期间，智人的数量下降到只有几百人。和今天的其他猿类一样，我们那时也是濒危物种。但凭借智慧、环境探索和好运气，我们成功度过了这个艰难的时期。人类学家争论的问题是，非洲的哪片区域拯救了智人？亚利桑那州立大学的考古学家柯蒂斯·马里恩认为，这个区域很可能是非洲大陆南部沿海地带。

20年来，马里恩一直在南非海岸一个名为"尖峰顶"（Pinnacle Point）的地方负责遗址挖掘工作。该地区有超过9000种植物，包括世界上种类最丰富的隐芽植物，即具有鳞茎、块茎和根茎等地下储能器官的植物。这些隐芽（地下储能器官）富含热量和碳水化合物，而且由于被埋在地下，不会被大多数物种侵害（除了偶尔会使用工具的黑猩猩）。它们也适应了寒冷的气候，且煮熟后很容易被消化。总之，隐芽植物是狩猎采集者的秘密宝藏。

只需朝着大海走几步，就能发现住在尖峰顶的另一个有利之处——有很多软体动物。MIS 6的地质样本显示，南非海岸到处都是贻贝、牡蛎、蛤蜊和各种海螺。我们很可能曾用这些软体动物来获得营养。

马里恩的研究表明，大约16万年前，至少有一群智人开始通过开发该地区丰富的贝类来补充他们的陆地饮食。这是迄今为止人类一直以海鲜为食的最古老的证据——海鲜是一种简单、可预测、稳定的热量来源，且不需要打猎。随着非洲内陆变得干旱，学会剥贻贝和牡蛎壳成了适应沿海生活的关键，这也给我们后来迁徙出非洲大陆提供了支持。马里恩认为，行为的改变要归功于我们敏锐的大脑，它让我们有追踪潮汐的能力，尤其是春潮。春潮在每月的新月和满月出现，这时的潮水高低落差最大。尖峰顶人学会了利用这个周期。他说："通过跟踪潮汐，随着海水退去，我们每两周就可以从贝类中轻松地获取优质蛋白质和脂肪。但你无法指望陆地动物总能在同一时间出现在同一地点。"南非纳尔逊·曼德拉城市大学教授扬·德·万克支持了这一观点，他的研究表明，在最佳潮汐条件下食用大量贝类，我们每小时可摄入 3500 卡路里的惊人热量。

"我不知道我们的存在是否要归功于海鲜，但海鲜对马里恩所研究的人群来说确实很重要。那个地方到处都是贻贝，"塔特索尔说，"我喜欢这个想法，即在种族瓶颈时期，我们发挥了创造力，学会了如何利用海洋资源。"塔特索尔解释道："创新通常发生在小规模的固定种群中，大规模种群有太多的遗传惰性，无法支持激进的创新，它们维持现状就足够了。如果你要寻找进化创新，就必须着眼于较小的群体。"

MIS 6 并不是我们历史上唯一濒临灭绝的时期。在大约 250 万到 1.2 万年前的更新世，人类一直保持着 100 万左右的较少的人口数量，后来最多增长到 800 万。但随着气候变化、自然灾害和食物短缺，人类的数量会周期性下降，甚至濒临灭绝。现代人类就是这些瓶颈期幸存者的后裔。其中一段特别可怕的时期是大约 100 万年前，我们的有效种群数（有繁殖能力个体的数量）缩减到约 18,000，比当时其他猿类的数量少很多。更糟糕的是，促使我们进化成功和拥有良好适应能力的遗传多样性也急剧下降（Huff，2010）。而大约 7.5 万年前，苏门答腊岛的一次大规模火山喷发也导致我们出现过类似的濒临灭绝。是我们的智慧和适应能力帮助我们度过了这些艰难时期，杂食化饮食帮助我们熬过了食物匮乏时期。

海洋中的维生素 ∎

马里恩和塔特索尔都认为，生活在非洲南部的智人不可能完全依靠贝类生存。他们很可能还会在内陆采集食用根茎，在春潮来临时回到海边。马里恩认为，在气候变化导致更宜居的地形出现之前，沿海美食只能让少数人得以生存。他并不完全相信海洋生物是人类大脑进化的必然驱动力。当我们将海鲜纳入食谱范围时，我们就已经很聪明了，大脑已然经过了数千年智力上的自然选择。他表示，成为一名海洋觅食者需要一定程度的智慧，不仅要追踪月亮周期，还要在合适的时间内返回海岸。贝类只是他们获得能量的一个来源。

而伦敦帝国理工学院的教授迈克尔·克劳福德持不同意见，他坚信人类的大脑在某种程度上来说属于海洋生物的大脑。

1972 年，克劳福德与别人合作发表了一篇论文，结论是大脑的结构和功能均依赖于 ω-3 脂肪酸 [包括二十碳五烯酸（EPA）和二十二碳六烯酸（DHA）]。人类大脑近 60% 的成分是脂肪，所以某种脂肪对大脑健康很重要也就不足为奇了。在距离克劳福德的研究 50 多年后的今天，ω-3 补充剂成为了一个价值数十亿美元的产业。

ω-3 脂肪酸，学名 ω-3 多不饱和脂肪酸（PUFAs），是一种人体必需脂肪酸，它们无法由人体自身合成，必须通过食物才能获得。我们可以从植物油、坚果、种子和以这些东西为食的动物中获得。但是如果做一个非正式调查，你会发现大多数人都会把ω-脂肪酸与鱼和其他海鲜联系在一起。

在 20 世纪 70 年代和 80 年代，科学家们注意到因纽特人的心脏病发病率很低。研究发现，因纽特人的心血管健康与高含量的鱼类饮食相关（尽管鱼类并不产生ω-3 脂肪酸，但鱼可以从藻类中获取ω-3脂肪酸），最终医学界和科学界开始重新评估脂肪的营养价值。一项又一项的研究发现，适量的ω-3 脂肪酸对健康是有益的。它们与降低心脏病风险和较低的全因死亡率相关。几十年来，父母强迫他们的孩子吃各种鱼油的做法现在有了一些科学依据（Kromhout，1985）。原来有一种脂肪叫作优质脂肪。

最近的研究表明，一些ω-3 脂肪酸确实对大脑有益，但它们的益处被夸大了，尤其是DHA和EPA。ω-脂肪是构成神经元细胞膜的重要成分，对神经元间的信息传递也至关重要。它们提高了一种叫作脑源性神经营养因子（BDNF）的蛋白质的水平，这种蛋白质有助于神经元的生长和存活。越来越多的证据表明，补充ω-3 脂肪酸可能会延缓神经退行性变，即大脑的逐渐退化，而大脑退化最终可能导致阿尔茨海默病或其他形式的痴呆（Külzow，2016）。每天服用ω-3 补充剂，或者多摄入海产类食物，可能会增加脑血流量（Amen，2017）。2019 年，国际营养精神病学研究协会推荐ω-3 脂肪酸作为重度抑郁症的辅助疗法（Guu，2019）。PUFAs可以降低抑郁症等情绪障碍的风险和严重

程度，并能像药物治疗一样有效地提高多动症儿童的注意力（Chang，
2019；Dyall，2015；Derbyshire，2018）。

许多研究人员认为，海洋食物只是DHA的众多来源之一，陆地上
也有大量富含DHA的食物供早期人类食用。克劳福德对此持不同观点，
他认为，大脑的发育和功能并非是有DHA就行，事实上，来自海洋的
DHA才对哺乳动物的大脑进化至关重要。他说，动物的大脑是 6 亿年
前在海洋中进化出来的，它依赖于DHA和碘等化合物，而碘在陆地上
也是缺乏的。为了构建大脑，你需要这些在海洋中和岩石海岸中比较
丰富的"建筑材料"。克劳福德引用了他早期的生物化学研究成果，该
成果表明了DHA不容易从陆地动物的肌肉组织中获得。在 20 世纪 70
年代，他和他的同事们使用放射性同位素标记DHA，发现发育期大鼠
的大脑对现成的DHA（如在贝类中）的吸收效率是植物和陆生动物来
源DHA的 10 倍，而DHA是以其代谢前体 α-亚油酸的形式存在于植物
和陆生动物中的。他反驳道："我认为，从热带草原上的动物脂肪中能
获取充足DHA的想法是不对的。"据克劳福德所说，我们微小的蠕虫
状祖先能够进化出原始的神经系统，并在淤泥中穿梭，要得益于它们
生活在海洋中，并食用藻类，从而获得了丰富的优质脂肪。

40 多年来，克劳福德一直认为，精神疾病发病率的上升是二战后
饮食变化的结果，尤其是人们开始转向陆源性食物和医学界所支持的
低脂饮食。他认为，海鲜中的 ω-3 脂肪酸对人类神经向更高级认知
功能的快速发展至关重要，因此对大脑健康也至关重要。克劳福德说，

精神疾病的持续增加严重威胁了人类和社会，而减少对海洋食物的摄入是导致这个现象发生的一个主要原因。

谢布克大学生理学教授斯蒂芬·坎南认为，水产食物的营养物质对人类进化至关重要。他不确定曾经的沿海生活是否重要，但他认为，古人类在数百万年前就已经将湖泊和河流中的鱼类纳入了他们的饮食范围。在他看来，对我们的大脑有贡献的不仅仅是ω-3脂肪酸，还有在鱼类中发现的一系列营养物质：碘、铁、锌、铜和硒。他说："我认为DHA对我们的进化和大脑健康非常重要，但鱼类和贝类中的其他营养物质可能也同样重要，现在已经发现它们对大脑都有好处。"

马里恩对此表示同意："进入海洋食物链可能对人类生育、生存和整体健康（包括大脑健康）产生了巨大影响，部分原因就是ω-3脂肪酸和其他营养物质的高回报。"但是，他推测，在MIS 6之前，古人类可以从陆地上获得大量有益于大脑健康的营养，包括食用一些以富含ω-3脂肪酸的植物和谷物为食的动物的肉。

坎南在一定程度上同意马里恩的观点，他相信，人类的高智力是经历数百万年的时间逐渐进化而来的，突变使认知指针向前移动，并赋予了人类生存和繁衍优势。同时他也认为，某些优势，比如能剥牡蛎，能够使本就很聪明的大脑变得更聪明。非洲海域的海洋生物可能保障了我们祖先的生存，并为后来我们在世界各地的繁衍发挥了重要作用。在那时，人类的大脑已经是认知和计算的奇迹了，与我们今天的大脑并没有太大的不同。我们有理由认为，这些海洋生物帮我们度过了一段危险时期。坎南说："非洲沿海比内陆的鱼类资源丰富且可靠得多，一旦进入这个食物链，我们就会在整个地球上迅速发展。在非洲生活了数百万年之后，我们只用了 8 万年就来到了澳大利亚！"

在 20 万年前到 7 万年前离开非洲的移民中，有一批人紧靠海岸生活，他们沿着印度和东南亚的边缘借助陆桥和原始的漂流技术最终到达了澳大利亚。对他们来说，海洋生物是重要的食物来源。迪安·福尔克说："我并不认为是某种特定的成分塑造了后来的人类大脑。但对于某些栖息地的当地人来说可能是这样的，也许海鲜对这些沿海群落来说非常重要。但内陆地区也有很多鱼类可食用。"

虽然某些海洋来源的营养物质，如 ω-3 脂肪酸，可能对古人类的大脑健康特别重要，但许多科学家认为，当我们祖先的大脑进化到可以让我们横跨地球时，总能量对大脑的功能和生存的重要性远远超过特定的营养物质。我们只是需要摄取能量以生存。

这种需求解释了现代人爱吃甜食和不健康食品的原因。在自然界中，成熟的水果是糖类的少数来源之一。当饥肠辘辘的你遇到一棵梅子树时，你最好尽可能地多吃梅子（并留一些给你的家人）。糖意味着生存，旧石器时代人类的预估寿命最多是 30 年，因此不用担心以后会得糖尿病。

"坦率地说，我认为总能量是最重要的，"兰厄姆补充道，"其他动物也有大而聪明的大脑，但没有任何迹象可以表明，大猩猩在寻找 ω-3 脂肪酸方面有什么特别之处。从鱼类中获取 ω-3 脂肪酸可能更有效，但人类也从植物中获取了大量的 ω-3 脂肪酸。最重要的还是总能量。"

有证据表明，其他古人类也吃海鲜。来自欧亚大陆的尼安德特人化石显示，他们患游泳性中耳炎的比例很高，这可能是经常在海洋中觅食造成的。并且在能人的遗骸旁边也发现了鲶鱼的遗骸。然而，像福尔克和兰厄姆一样，我倾向于相信人类会从任何可能的地方获取营养物质和能量。如果住在内陆，我们就会打猎，也许偶尔会用长矛叉鲶鱼，会从水果、树叶和坚果中获取营养。而每个月总有那么几次，住在海岸附近的人会享用一顿贝类大餐。

吃什么 ∎

无论是研究我们今天早上吃了什么，还是研究我们的祖先在 20 万年前吃了什么，要解释饮食研究的结果都是非常困难的。营养研究在设计上通常是相关性研究。比如，研究表明很可能会患阿尔茨海默病的人，每天早上喝一杯绿茶或姜黄补充剂，他们患阿尔茨海默病的风险会降低，这是否意味着绿茶和姜黄可以预防脑部疾病？也许吧，但也不一定。它们之间的相关性并不能证明因果关系。也许喝绿茶的人保持着更健康的生活方式，他们吃得健康、不抽烟、常锻炼……

单一营养物质的研究可能会面临很多干扰变量，这也部分解释了现代医学为何如此反复无常。医生和营养学家十年前诋毁脂肪，下一个十年又拥抱脂肪。适量饮用红酒对我们的身体可能有好处，也可能没有。我们的饮食和生活方式存在太多变量，如果只看某一种食物或营养物质，很难分析出什么是健康的，什么是不健康的。

维生素和补充剂如今是一个价值 400 亿美元的产业。但其中绝大部分都是胡扯，或者至少不是基于可信的科学依据。美国食品和药物监督管理局将补充剂作为食品进行监管，所以补充剂不是药物，它们不需要经过严格的功效和安全性测试。这意味着制造商可以或多或少地宣称他们想要的任何功效——当然，前提是他们的产品不会致人死亡。2019 年的一项荟萃分析收集了 277 项试验和近 100 万名患者的数据，发现即使是受到广泛认可的营养补充剂——维生素B-6、维生素A、复合维生素、抗氧化剂、铁——对死亡率或心血管疾病（包括心脏病发作和脑卒中）也没有影响。然而，几乎每一瓶大牌复合维生素都标榜"促进心脏健康"或类似的说法。这项研究也表明，即使是对大脑有益的ω-3脂肪酸，也没有多少证据支持它可降低死亡率和心血管病的风险。这并不是说这些维生素对我们没有好处，只是对于某些说法和适应症，并不存在相关证据。ω-3脂肪酸似乎对大脑有明显的益处，但目前还不清楚其是否有预防脑卒中的效果。市场营销远远走在了科学证据之前。

2019 年的另一项关于补充剂的使用与死亡率的相关性分析也发现了类似的结果（Khan）。膳食补充剂的使用与降低死亡率无关，但通过饮食摄取的维生素A、维生素K、镁、锌和铜与降低死亡率和心血管疾病风险相关。在一篇博客中，美国国立卫生研究院院长弗朗西斯·柯林斯对研究结果进行了评论，他说："这些发现提醒我们，膳食补充剂不能替代那些已有循证证据的可保持健康的方法，也不能替代食用营养丰富的食物。"他建议人们参考美国预防服务工作组汇总的"客观健康评估"，他写道："这份评估建议的，也就是我希望你们的父母提供的：均衡饮食，包括大量水果、蔬菜、健康来源的钙和蛋白质，不抽烟，适量饮酒，避免使用毒品，多运动。"

我们多年来听过的很多熟悉、直观的健康建议似乎仍然是正确的。至少到目前为止，科学家们还不能将健康均衡饮食的内在物质挑出来，制作成一颗药丸。这就是为什么，面对所有不确定性证据和相反证据中，许多营养科学家开始关注整体饮食模式，而不是单个营养元素了。一般来说，世界上长寿和痴呆症发病率较低的地区往往有相似的饮食习惯——以蔬菜、全谷物和海鲜为主要食物，偶尔吃肉。一般来说，最健康的人类饮食（基于死亡率）是低糖和低加工的（Chen，2019）。

饮食模式促进大脑健康的观点在 21 世纪初开始真正被关注，当时作家丹·比特纳在《国家地理》杂志上发表了一篇封面故事，讲述了他和一个科学家团队所称的"蓝色地带"，即世界上人类最长寿的地区，如哥斯达黎加、冲绳、撒丁岛、希腊。

冲绳的饮食特别有趣。尽管冲绳是一个岛，但当地的居民大多不吃海鲜，而是以食用蔬菜为主，并特别依赖红薯和紫薯。这种当地主食富含营养和膳食纤维，且不会像山药和白土豆那样使人血糖升高。

冲绳人也很节制：饭前，家家都会背诵"八分饱"这句谚语，提醒自己吃到八分饱就不要再吃了。而低热量饮食已被证明可以减少炎症和阿尔茨海默病的患病风险，似乎还能改善情绪和心理健康，而最明显的好处就是可以减肥，这对我们身心都有好处。

美国加利福尼亚州洛马林达的基督复临安息日会社区也是一个"蓝色区域"。这个社区的居民坚持"圣经饮食"，即素食饮食，就像清单上的其他饮食一样富含坚果、谷物和蔬菜，那些不是严格的素食主义者偶尔也会吃鱼。除了瑞典肉丸，斯堪的纳维亚饮食也被认为是促进健康的饮食之一，包括大脑健康。这种"新北欧饮食"富含鱼类、水果、坚果和蔬菜，可改善心血管疾病和降低脑卒中风险。无论是阿特金斯饮食法、生酮饮食法还是旧石器饮食法，流行的饮食法此起彼伏，但那些普遍的饮食哲学和地区传统似乎都能促进大脑健康。

多年来，最能平衡健康与西方口味的饮食来自地中海沿岸国家。地中海饮食是西班牙、意大利、希腊和中东地区传统饮食的概括，这里的饮食文化倾向于全谷物、健康脂肪和富含抗氧化剂的水果和蔬菜。地中海饮食富含绿叶蔬菜和色彩丰富的食物——橙色、紫色、红色——这些颜色通常是好的象征。在自然界中，这些颜色也是一类营养光谱，通常提示对应的食物富含维生素和抗氧化剂。

澳大利亚迪肯大学和墨尔本大学的教授、国际营养精神病学研究协会的创始人费利斯·杰卡是"利用饮食促进大脑健康"的主要支持者之一，杰卡的工作中有关饮食的数据特别多。她是最早将西方饮食中大量加工食品和过多劣质肉类与抑郁、焦虑和脑容量减少联系起来的研究人员之一。她和她的同事在 2015 年 9 月发表的一项研究报告称，通过磁共振扫描发现，采用西方饮食四年以上的人左侧海马体明显变小。她的小组也评估了 2 万多名母亲在怀孕期间的饮食，发现围产期饮食习惯最不健康的母亲，其孩子出现行为和情绪问题的概率最高（Redman，2018）。

杰卡的研究结果与其他研究一致，均表明高糖饮食会导致炎症和代谢的多米诺骨牌效应，从而损害大脑功能，导致阿尔茨海默病等疾病。她的多项研究结果一致表明，更传统的饮食更利于大脑健康，尤其是地中海饮食，还有日本和斯堪的纳维亚等其他地区以鱼类为主的饮食。"压力和其他不适情绪会让我们伸手去拿饼干罐，它们不是无缘无故被称为安慰食品的！"她承认，"但研究数据一致表明，利于大脑健康的饮食主要包括水果、蔬菜、豆类、坚果、鱼、瘦肉和健康脂肪（如橄榄油）等。"

多项研究显示，坚持地中海式饮食与降低抑郁风险之间存在相关性。其中一项研究发现，采用MIND饮食（即联合地中海饮食和高营养低盐DASH饮食）的人，其认知能力比不采用MIND饮食的人年轻 7.5 岁。

目前流行的所谓"旧石器饮食"——即我们旧石器时代的祖先可能吃过的富含肉类、水果、蔬菜、坚果和种子的饮食——是人类学上的一次混乱颠倒。如今，体型庞大的驯养奶牛在营养上无法替代它们瘦得多的祖先——欧洲野牛。更不用说,旧石器时代跨越了250万年,在此期间,我们学会了烹饪,有了新的食物来源,我们的饮食也在变化。旧石器时代,有一件事是我们绝对不会做的,那就是压榨橄榄。然而,许多旧石器饮食的倡导者允许食用橄榄油和其他植物脂肪。不过值得赞扬的是,大多数对旧石器饮食的解读都包括低糖和不吃加工食品,这种模式可以减少代谢综合征——即高血压、肥胖、高血糖、高胆固醇和炎症的危险组合,从而降低心脏和大脑功能障碍的风险。

杰卡也承认相关性研究存在局限性,"很难理清其中的因果关系。"她说。但是现在收集到的大量关于饮食和大脑健康的数据表明,这两者的确是密切相关的。

不久的将来,科学家们有望不再完全依赖相关性研究了,可以用另一种更能说明问题的科学研究方法——随机对照试验,即选取两组人,随机分配他们接受不同的医疗干预。许多随机对照试验都包括一个对照组,对照组的人不知道自己接受的是安慰剂治疗。在撰写本书时,已经有四项研究饮食变化与心理健康之间关系的随机对照试验完成了。杰卡是其中第一个试验——SMILES试验的共同作者。其研究发现,健康的地中海式饮食可以降低患抑郁症的风险。在不久的将来,饮食可能会成为处方,食物就是药物。

在物资匮乏时期,早期人类最关心的是总能量的摄入,即我们的生存之源。但事实上,有些饮食模式似乎比其他饮食模式更益于现代人的大脑健康,这意味着对我们的祖先也是如此。我们不一定需要依赖新鲜的牡蛎和颜色鲜艳、营养丰富的水果来生存，现在也不需要，但发现及食用它们的人可能具有一定优势。我在美国精神病学协会会议上目睹的那些被剥壳的牡蛎本身并不足以抵御痴呆症或抑郁症，但如果将它们纳入高营养、低糖的全面健康饮食中，它们可能会有所助益。

我们的大脑是从海洋中进化来的，和其他动物一样，都有相同的营养物质和结构。然而，在灵长类和其后的古人类中，自然选择逐渐倾向于更高的智慧，使我们能够适应不断变化的环境并探索新的领域。我们开始吃更多的肉，我们控制了火，我们烹煮食物，我们开发了土地、森林和海洋，我们的杂食性为进化提供了足够可靠的营养，从而塑造了我们超大的大脑。

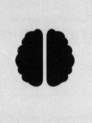

The Creatives

创造　　力

 在日本，一些乌鸦会利用路过的车辆碾碎核桃的外壳。

乌鸦从附近的树上抓起一颗坚果，在红灯时把坚果放在人行横道上，然后它们再飞走，等绿灯亮了、核桃被路过的车压碎了，它们再回到人行横道，跳来跳去地饱餐一顿。研究人员认为，这些鸟是通过观察汽车碾压从路边树上掉下来的坚果而学会的。这种行为是后来才出现的，1990 年左右在一所大学校园里被首次观察到。

如果我们把创造力定义为想象的能力，或者发展原创思想的能力，那么人类并不是唯一具有创造力的物种，其他物种也会表现出与人类创新类似的各种聪明行为：日本猕猴会制作雪球；海豚在捕鱼时会用海绵包裹住鼻子免受锋利的珊瑚的伤害；黑猩猩和倭黑猩猩是名副其实的工具匠，会使用棍棒、石锤和铁砧。珍·古道尔描述了一只名叫迈克的黑猩猩，它通过撞击两个煤油罐来吓走竞争对手，从而成为群落的老大。芭芭拉·金说，黑猩猩会制作工具，并能按顺序利用它们来解决复杂的问题。在刚果，人们看到过一只名叫多萝西的野生黑猩猩用一根棍子击落蜂巢，然后用另一根较小的棍子将蜂巢打开，最后用一根细树枝把蜂蜜取出。象牙海岸（Ivory Coast，科特迪瓦的旧称）的黑猩猩用 10 年到 20 年的时间磨炼狩猎能力，这是一种创造性的训练过程。2002 年，灵长类动物学家克里斯托夫·伯施观察到，黑猩猩在大约 6 岁时开始靠近疣猴，但当成年疣猴恐吓它们时，它们会尖叫着跑开。几年后，更有攻击性的年轻雄性黑猩猩克服了恐惧，开始追逐较小的疣猴。10 岁时，它们通常会成为有一定经验的猎人，可以狩猎较小的疣猴，几乎从不失手。一旦黑猩猩具备足够的经验，它们不仅能够预测猎物的动作，还能预测其他黑猩猩的动作对猎物行动的影响。

可想而知，具有创新能力的动物能生存得更久。研究表明，与在稳定的生态系统中生存的鸟类相比，在不断变化的环境中生存的鸟类拥有体积相对更大的大脑。没有可靠的物资来源，意味着它们在寻找食物或筑巢材料时必须要有创造力。与在当地整年生存的鸟类相比，候鸟就相对缺乏创造力，它们无法忍受寒冷的冬天，别无选择，只能飞往南方。脑容量小的鸟类，不太具备了解危险环境并适应环境的能力，因此更容易被汽车撞到（Laland，2017；Sayol，2016；Moller，2017）。另一方面，日本乌鸦在鸦类中拥有相对较大的大脑，能够理解人类的交通模式。

其他猿类的聪明才智告诉我们，在我们能够谱写交响乐之前，早期人类的大脑就已经具备了创造力，它预先适应了一场创新革命。一些人类学家认为，创造性智慧的自然选择是人类大脑进化最重要的驱动力之一，也是人类出现创新行为的原因，如驯服火。自然选择的压力逐渐表现为更追求创造力，以使我们更适应环境。直立行走解放了我们的双手，能帮我们实现一些需要灵巧性和熟练度的想法，而创新能帮我们生存以及吸引潜在的伴侣。

在进化的某个阶段，我们的祖先黑猩猩会用棍子收集昆虫，对比同时期的大多数物种，这是一种令人难以置信的智力行为。我们跨越了一道门槛，从高度依赖本能的动物变成了具有高度认知、有象征性创造力的生物。我们变成了工匠、建筑师、艺术家。创造力给我们带来了实际的益处，让我们可以制作出斧头、屠宰工具和武器。我们的大脑可以自由联想，并能够很快产生新的想法，以及符号语言和思想。我们开始雕刻、制作防虫寝具、缝纫，开始敲鼓、在洞穴墙壁上作画，等等。

圣母大学人类学家阿古斯丁·富恩特斯在他 2017 年出版的《创意火花》（*The Creative Spark*）一书中写道："创造力是我们进化的根源，也是我们为什么会进化为如今模样的根源。正是这种在'这是什么'和'可以是什么'之间来回穿梭的能力，使我们不止能够成为一个成功物种，更是一个独特的物种。"

不幸的是，体现人类创造力的最早证据可能已经在历史中消失了。棍棒和长矛会腐烂，但是，在肯尼亚和埃塞俄比亚发现的石器和动物骨头碎片表明，像露西这样的南方古猿在 300 多万年前就已经开始使用工具打断猎物的骨头和屠宰取肉了，这远远早于智人的出现。从石器时代开始，一直到 7000 年前，我们开始使用金属，这标志着青铜时代的开始。20 世纪 30 年代，英国人类学家路易斯·利基在坦桑尼亚的奥杜瓦伊峡谷发现了第一批已知的人类使用的工具，他在该遗址的工作证明了人类是在非洲开始进化的。利基的发现表明，从大约 260 万年前开始，能人和直立人都将石头凿成了粗糙的手斧，制造出了最早的切肉刀和小刀。这就是奥杜威石器工业，也是人类第一次进入大规模生产领域。此后，人们在非洲、欧洲和亚洲等地区发现了数千件奥杜威石器和石器碎片（Harmand，2015）。

旧石器时代，人类生存的两个重要因素是狩猎和烹饪能力。随着基因突变，我们的大脑变得越来越复杂，我们对肉类的需求越来越大，制造工具对于狩猎、分解和保存动物尸体也变得越来越重要。更擅长这些技能的早期人类无疑享有更安全、营养来源更充足的生活。在我们作为工具制造者的 200 万年里，人类的大脑增大了两倍，这并非巧合。但是，人类学家提出了一个类似"先有鸡，还是先有蛋"的问题，是工具制造推动了人类大脑的进化，还是工具制造只是大而智慧的大脑产生的众多"副产品"之一？

在埃默里大学旧石器时代技术实验室，人类学家迪特里希·斯托特和他的学生们不仅试图重现古代工具，而且在此过程中他们还扫描了彼此的大脑。斯托特认为，工具制造是促使我们的大脑走上高度创造性进化道路的最初火花。他在 2016 年《科学美国人》刊载的一篇文章中写道，自然选择会青睐"使学习新技巧更便利、有效率或更可靠的（基因）变异"。更优秀的石头工具制造者会给自己和群落带来更多保护，这一技能帮助它们生存下来并找到伴侣。赋予我们更多工具创新能力和精细运动控制能力的基因成为我们的基因组范式，因为那些没有能力制造工具或武器的人很快就会在竞争中被淘汰，他们的基因就此永远消失。

斯托特的实验室是一所"贸易学校"，制作奥杜威斧头和一百万年后出现的更复杂的阿舍利工具。阿舍利工具因最早在法国的圣阿舍利被发现而得名，它是一种打磨得更精细、更薄、更锋利的刀片。斯托特教他的学生通过敲击石头或用锤子从石芯上凿下锋利的碎片来制作这些早期的石器工具，像我们旧石器时代的祖先一样。然后，他与神经科学家合作，分析当学生们敲击时，大脑的哪些区域最活跃。利用一种叫作FDG-PET（氟代脱氧葡萄糖正电子发射计算机断层显像）的脑成像技术，他的团队发现奥杜威工具和阿舍利工具的敲击都激活了大脑中一个叫作缘上回的区域，缘上回是我们大脑顶叶上的一个褶皱，与身体和四肢的空间感知能力有关。制作阿舍利工具的削凿动作也会激活与行为控制和决策有关的前额叶皮质部分。斯托特还使用另一种

被称为弥散张量成像（Diffusion tensor imaging，简称DTI）的成像技术
来绘制脑白质（所有被髓鞘包裹的轴突，是神经元间相互交流的通路）
地图。

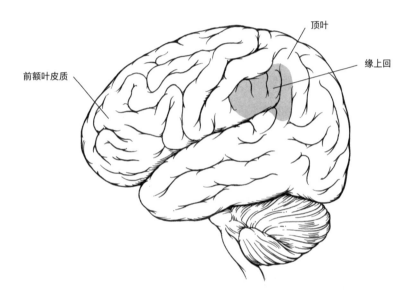

他的DTI研究表明，敲击会增加额叶和顶叶区域之间的连接，这
些区域也正是在PET扫描下被点亮的部分。连接的程度与每个敲击者
训练所花费的时间有关。斯托特认为，先进的工具制造需要更强的精
神调控能力和规划能力，拥有这些能力的大脑会被自然高度选择。猿
类的相关研究也支持了他的说法。DTI扫描显示，人类制造工具的脑回
路远比黑猩猩发达。黑猩猩可以把两个罐子撞在一起以显示其支配地

位，也可以如珍·古道尔所观察到的，它们把小树枝上的叶子撸下来，以制造更有效的昆虫采集工具；但它们不能把手斧磨出一个锋利的刃，这需要一定的规划和耐心，只有人类才具备这种能力。

英国人类学家肯尼思·佩奇·奥克利在 1950 年出版的《工具制造者》（*Man the Tool-Maker*）一书中写道：工具制造是推动人类进化的"主要生物特征"。他总结道："其他猿类'能够觉察到一个可见问题的解决方案，偶尔也能即兴创造一个工具来应对特定的情况'，而'构思一个如何塑造石头或木棍的方案，以最终用于想象中的未来'则超出了它们的心智能力。"斯托特解释说："在我们观察到黑猩猩、乌鸦和章鱼等其他动物也会使用工具时，这个曾经流行的观点就变得不受欢迎了。"当珍·古道尔首次报道黑猩猩会使用工具时，路易斯·利基就回应道："现在我们必须重新定义工具，重新定义人类，否则就得接受黑猩猩也是人类。"

社会脑理论也在一定程度上导致了"工具制造者"在人类进化影响因素中地位的下降。最近的一些观点，比如罗宾·邓巴的观点，有力地证明了社会性物种往往有更大的大脑，我们的社会行为和社交智力是人类大脑迅速扩大的原因。在某种程度上，像斯托特这样的研究是结合了这两种观点。就像邓巴认为的那样，社交智力假说和我们与环境的相互影响密切相关，早期的工具制造可能是一种社交追求。斯托特和其他人认为，模仿、教授和学习工具制造的能力，也是工具制造重要性的组成部分。甚至有人提出，由于工具制造与人类通过手势进行交流的能力有关，工具制造作为模仿的载体，很可能是语言进化的先驱。个体之间通过交换有关创造的信息，使创造力成为一种强大的适应性力量。

富恩特斯写道："从最早的原始人祖先开始，我们就因为具备非凡的创造性与合作能力而生存下来，并且群落越来越繁荣、壮大。"他认为，人类历史上的许多重要时刻和重要进步，如社会复杂性、火的利用、制造石器，这些都与我们的原始人祖先创造性的合作有关。创造力把想法变成有形的东西，而随着语言的产生、发展以及社会化的形成、增强，我们的想法和技术才能够更容易地分享并传递给下一代。正如富恩特斯所说："200 万年前，我们身材矮小、赤身裸体，没有尖牙、犄角、爪子的祖先依靠几根木棍和石头克服了几乎不可能克服的困难，这一切都是因为他们拥有彼此，以及创造力的火花。我们也一样。"

圣安德鲁斯大学的进化生物学家凯文·莱兰对此表示赞同，他在谈到早期人类的创造力时写道："这也赋予了他们智慧，使其能够创造新的解决方案来应对生活中的挑战，并复制他人的创新。这有利于大脑进入扩张的加速循环，这个循环随着人类认知的进化而达到顶峰。"

所有的灵长类动物都有不成比例增大的大脑皮质，因此更容易产生创新。莱兰认为，猴子和黑猩猩没有形成自己的工具产业的唯一原因是，它们无法共享信息。交流和深度探索能力使我们有别于其他物种，并可以让想法在群体中传播。"其他动物缺乏复杂的文化，并不是因为它们缺乏创造力，"莱兰说，"而是他们无法足够准确地传播文化知识，这就是为什么从来没有猴子创作过交响乐的原因。"

艺术家的画作 ∎

当我们狩猎、自保和寻找食物时，工具和武器的好处就非常明显了。这两者对我们的祖先都非常有利，尤其是当我们变得更善于社交、分享和传播知识时。然而，人们的创新步伐却缓慢得令人痛苦。如果我们假设奥杜威手斧至少可以追溯到 300 万年前，那么我们还需要再等 100 万年才能把它磨尖，然后再过 100 万年，人类才会想到把尖头岩石绑在棍子上制造出长矛。

直到我们拥有真正的象征能力，人类发展的进程才迅速改变。塔特索尔认为，通过语言和其他象征形式进行创造性交流的能力，我们走上了一条永无止境的创造力之路，从那以后，在这条路上的行进就再也没有放缓过。他说："根本性的创新很少发生，但一旦具有象征能力的智人出现，技术的发展和更新迭代就会越来越快。在过去，随着环境和需求的变化，人类会调整现有的工具以适应新的情况。但是现在，我们会为新的目的发明新的工具，这是一种完全不同的脑内信息处理方式。如今，信息是可以交换的，并且可以传递给下一代。"

美国语言学家丹尼尔·埃弗里特提出，早在 35 万年前，直立人就开始给某些工具赋予一些特殊意义了。即使是一把简单的手斧，也会有很多用途，并能够引发人们对共同狩猎和用餐的文化记忆。他写道：
"直立人的工具有了文化上公认的意义，这些意义不是指当下的存在，
而是指某种替代的活动或意义，这就是象征意义出现的标志。"也许制
作和欣赏工具播下了一颗种子，让我们在物品所具有的功能以外，能
够欣赏物品本身。我们先是劈开瞪羚的骨头以享用骨髓，然后才开始
欣赏那把劈开骨头的斧子。

早期有象征能力的人类开始用符号来代表事物，包括意图、人
物、地点或其他动物。伸出食指的意思是"看那边"，而不是"看我的
手指"；某种声音可能意味着"斑马"，另一种声音可能意味着"猛犸
象"；一幅画着瞪羚的画可以代表有角的动物，而不是实际的一只羚羊；
等等。

人类认知进步的另一个重要标志是开始摆弄一种叫作赭石的粉状
黏土。赭石指的是富含铁的岩石，可以被做成黄色、橙色和红色的颜
料。人类学家认为，我们最初使用赭石是作为防晒霜或防虫剂，但是
后来发现，涂上这种东西的人脸或石墙会变得很有趣，只把它们用于
实际的用途实在是浪费。在中更新世，可能也有许多其他颜色的易碎
岩石，但化石表明我们最感兴趣的还是红色，这一点可以在我们的语
言中得到印证。

虽然许多语言都会将蓝色和绿色归为一类，但大多数语言都有一
个专门的词来表示红色。有些语言甚至只有红色和非红色两个词。使
用赭石作为颜料或化妆品可能是我们最早的象征性交流方式之一，这

在进化上是有意义的。回想一下，大约2300万年前，灵长类动物进化出了第三种视锥细胞，这种视锥细胞可以让我们看到红色。三色视觉帮助我们更好地适应树栖生活，并能够更准确地找到颜色鲜艳的成熟水果。猴子、猿和人类对红色都特别敏感，尤其是在热带草原和林地的黄褐色及绿色的背景下。红色也是象征血液和死亡的颜色，可能对我们有象征能力的大脑也产生了重要影响。

　　我们的祖先最初加工赭石为了传达何种象征意义，现在已无从考证。他们用赭石来装饰岩石和洞穴，也会用它在脸上画画，以帮助确认部落身份或吓跑其他族群的人。人类制作的赭石碎片可以追溯到30万年前。根据柯蒂斯·马里恩的说法，那些在尖峰顶发现的大约16万年前的化石，有力地证明了人类的象征性行为。在研究人类海洋饮食习惯的过程中，马里恩和他的团队发现了更新的、被广泛加工的赭石样本。很明显，这些黏土已经被加工成浆糊或颜料，有了特定的用途。马里恩认为，大约20万年前，随着现代人类从古人类进化树中分离，象征性认知可能已经在非洲南部形成了。尖峰顶人是最早坚持在海岸边觅食的人类之一，也可能是首批艺术家之一。

　　在大约6500万年的时间里，灵长类动物的生存一直受基因组支配。许多（甚至可能是大多数）塑造我们大脑的进化力量，再加上生态影响和单纯的偶然事件，都是通过基因发挥作用的，各种基因突变赋予了我们更多可适应生存的认知能力和创造力。无论是狩猎的进步、创造性思维，还是仅仅给水果削个皮，几乎所有的能力和创造力，都可以追溯到存在生存和繁殖优势突变的某些祖先个体身上。然后，大约 9 万年前，我们的基因在一定程度上被抛在了后面。我们预先适应了更重要的事，我们的认知线路爆炸式地发展出了所谓的"文化"。我们的大脑没有发生太多基因层面的变化，但在象征性思维、语言和社交技能的武装下，文化变革、创新的速度及影响超过了我们的基因组变化。前所未有地，我们开始更善于分享知识、与其他社群进行贸易，并融合成越来越大的群体。人类变成了"爱迪生和特斯拉"物种，不断地修补改进。尤瓦尔·诺亚·赫拉利是耶路撒冷希伯来大学的历史学教授，也是大获成功的《人类简史》一书的作者，他把这个过程称为我们的"认知革命"。

在已知的最古老的艺术品中，有两块刻有十字图案的赭石，它们被发现于南非的布隆博斯洞穴，位于尖峰顶以西约 9.7 千米，它们的历史至少可以追溯到 7 万年前，体现了当时的制造者已经具有明确的象征意图。也许在黏土上划线逗乐了这些"艺术家"或他们的露营伙伴，也许火堆之上已经有很多煮熟的食物，他们只是无聊，用涂鸦来消磨时间。这些赭石艺术似乎并没有实际用处，除了表达艺术本身。

公元前 4 万年或者更早，我们已经成了工匠，发明了箭头、锥子和鱼钩。贝壳制成的珠子成了我们的首饰，洞穴墙壁就是我们的画布。旧石器时代晚期的绘画在欧洲和亚洲的数百个地方都存在着，而且肯定还会不断被发现。考古学者在西班牙的三个不同地点发现了一些已知的最古老的视觉作品，这些作品是由尼安德特人绘制的，这证明了智人并非唯一的人类艺术家。

第一个有据可查的绘画作品可能是在印度尼西亚的一个洞穴中发现的一幅 4.4 万年前的画，这幅画描绘了一头水牛被挥舞着长矛、长着尾巴和鸟嘴的人形生物们猎杀。最古老的三维人体雕塑是"费尔斯洞穴的维纳斯"，它由猛犸象牙雕刻而成，2008 年在德国谢尔克林根附近的费尔斯洞穴中被发现。维纳斯雕像是对女性性感的描绘，在旧石器时代晚期的欧洲风靡一时。有人认为这种雕像是某种象征性仪式的一部分，也有人认为它们其实是早期的色情作品，因为其女性特征部位的比例被明显夸大（Hoffman，2018；Henshilwood，2018）。

我们的语言和发声逐渐呈现出音调和旋律，这最初有助于沟通交流，后来则成为一种令人愉悦的享受，人类的声音无疑是最初的乐器。松鼠猴区分声音模式的方式与人类区分旋律的方式非常相似，这表明灵长类动物的大脑已经能够对音调模式做出反应。人类学家认为，猿类在进化的早期对打击乐就有了一定的欣赏力。日本京都大学研究人员在 2019 年的一项研究进一步证明，黑猩猩对节奏有反应，它们会随着钢琴曲拍手、摇摆、用脚打节拍。早期人类可能对有感染力的节拍也是一样的反应，而后他们意识到，如果把野牛、麋鹿和水牛的皮拉得足够紧，就可以制成很好的鼓面。在费尔斯洞穴中还发现了两个 3.5 万年前的骨笛，连同在法国和奥地利发现的疣鼻天鹅翼骨制成的笛子，是已知最早的一批乐器之一（Hattori，2019）。

目前，仅在法国和西班牙就发现了 300 多个包含早期人类艺术的洞穴，其中包括著名的拉斯科和阿尔塔米拉遗址。当时的人们在这些洞穴中用赭石和其他颜料绘制人、马、野牛和野猪。法国南部肖维岩洞里的艺术品则描绘了狮子、熊、鬣狗，还有一个野牛头及其下方的一个单独的女性外阴。艺术创作开始变得越来越奇怪。

信仰的艺术 ▪

很难说我们在过去 10 万年里对创造力的追求是否是生物学上的自然选择所造就，可能某种程度上是这样的。后来，具有社会传播性的行为和信息开始主宰了我们的生活。正如理查德·兰厄姆所写："文化是人类适应环境的王牌，与人类 200 万年的事业相比，大多数文化创新确实是最近才出现的。"

史蒂文·平克认为，大脑进化出了特定的"模块"系统以解决生存挑战。可以把它们想象成连接大脑各个功能区域的电路，这些区域的功能可以是理解数学、理解语言或身份识别等。知识和智慧是我们为了能更好地探索世界的一种适应，但在极端情况下，创造力并非自然选择的必然方向。我们进化并不是为了写小说和画风景画，文学和艺术很可能是语言和沟通等实用技能的副产品，而非适应性能力。视觉艺术来自一个对颜色已经具有高度感知力的大脑，并且对李子和梨的颜色反应灵敏。平克把音乐称为"听觉的芝士蛋糕，是精致的甜点，可以刺激我们心智的敏感部位"。我们喜欢甜食，并不是因为我们进化出了感受甜的味觉，而是因为我们发展出一种口感，更喜欢成熟水果中的糖，以及坚果、海鲜和肉类中丰富脂肪组成的"黄金搭配"。艺术是一种享受，就像甜点一样。平克写道："芝士蛋糕的感官冲击力与自然界的任何东西都不一样，因为它是由许多令人愉快的刺激混合而成的，是我们为了按下快感按钮而专门调制出来的。"甜点就相当于能诱发多巴胺分泌和奖赏中心冲动的影片和其他本能驱动的爱好。

另一些人则认为，视觉艺术和音乐的历史足够悠久，也可能通过促进社会联系和加强群体认同，而对进化产生了影响。邓巴认为，除了笑和语言，歌曲对释放内啡肽也至关重要，内啡肽巩固了我们的社会关系。谈到音调和轻快的语言，迪安·福尔克认为音乐性可能是随着口语的发展而进化来的。她说："随着语言能力的不断发展，音乐和歌曲在声音的情感和语调中诞生了。"

也许某些创造性的追求会变成甜蜜的放纵，这些放纵源于与生存更直接相关的其他适应，但创造力已经定义了我们这个物种。我们是80亿能写诗和散文、研究量子力学的猿类。经过生物特性和文化影响的结合，我们的创造性合作以建设性或非建设性的方式构建了人类的文化和文明。我们聚在一起共创事业，同时也发动战争。正如富恩特斯所说："这种合作的创造力推动了宗教信仰和道德体系的发展，也推动我们创作出精湛的艺术品。当然，它也助长和促使我们以更致命的方式进行竞争。"

10万年前，智人和尼安德特人都有了一些典礼和仪式的概念，这是唯灵论和宗教的根源。在以色列的卡夫泽（Qafzeh）和斯虎尔（Es Skhul）洞穴中发现的人类骸骨中，埋葬着贝壳制成的珠子、鹿角和野猪下巴等工艺品。到公元前 1.3 万年，洞穴被用作墓地，死者被安置在选定的地点，通常带着贝壳和象牙首饰。很难说这一切意味着什么，也很难说清楚用赭石染红鹿角并把它插在墓地入口处的棍子上到底表达了什么。某种程度上说，这似乎具有某种象征意义，可能是对死者的致敬，也或者仅仅是一个路标。

人类历史上已知的最古老的教堂或礼拜场所，是位于土耳其的哥贝克力（Göbekli Tepe）石阵遗址，其历史至少可以追溯到 1 万年前。在此处及其附近的遗址里发现的废墟和泥塑表明，我们在那时已经创造出了更正式的仪式和宗教。那里还有很多代表阴茎的形象，和更多曲线优美的维纳斯雕像。

人类学家认为，最早的唯灵论是泛灵论不同观点的融合，泛灵论（animism）来自拉丁语anima，意思是精神或生命。正如赫拉利所写，泛灵论一般认为，动物、大自然和物体都具有精神意义和本质。而随着我们发展出有意义的社会关系，以及因我们的物理环境和令人困惑的宇宙现象而得到启发的各种奇思妙想，早期的唯灵论一定有无数种形式。泛灵论是有神论的前奏，有神论是信仰一个神，或更常见的是信仰多个神。我们开始相信与凡人不同的全能生物。到 5000 年前，当纽格兰奇、巨石阵和埃及金字塔等纪念碑或坟墓建立起来的时候，我们已经有了代表黑暗、黄昏、太阳、月亮、星星、复仇和知识的神，我们几乎为所有事物都创造出了神！我们在那时也开始以越来越精致的方式埋葬逝世的人。不久之后，在乌鲁克时期（大约公元前4000年到公元前3100年），苏美尔人开始在泥板上刻小符号，这就是楔形文字，是已知的最早的文字系统，用来记录宗教信仰。

赫拉利写道：正是我们对集体仪式和集体信念的信奉，促进了人类社会的发展。文明、酋长和酋长领地、意识形态、道德规范，这些都是人为创造出来的，它们之所以存在，是因为我们之中有足够多的人认同它们的存在。现代文明的基础可以追溯到我们对共同的神的信奉。我们每个人最多只能维持150个有意义的联系人，但文明和共同的信仰使我们能够融入更大的群体，与我们以前从未谋面、以后也可能永远不会相见的人一起合作。合作能力和创造力的增加使我们能够发展出抽象的实体，如社会、精神信仰系统和军队。"你永远无法通过给猴子承诺，说它死后可以在猴子天堂得到无限的香蕉，而说服它给你一根香蕉"，但像《圣经》中的创世故事这样的虚构情节却给了我们"前所未有的灵活的大规模合作能力"。赫拉利将现代企业作为另一个共同信仰的例子。他写道：法国标致汽车公司雇用了20多万名员工，每年生产150万辆汽车。然而，它的存在只是因为有足够多的人和法律（本身就是一个人造实体）承认它的存在。"如果法官下令解散该公司，它的工厂将继续存在，它的工人、会计、经理和股东将继续生活，但'标致'将立即消失。'标致'似乎与现实世界没有本质联系，它是我们集体想象力的产物。"

　　那么，我们为什么要相信不存在的实体呢？为什么这是我们许多的文化和宗教传统本质的东西呢？

　　我们是群居的、有创造力的动物，大多数人都想要归属感。我们会被志同道合的小团体所吸引，我们寻求在同龄人中受欢迎。群体可以为我们提供支持和保护，归属于一个群体是适应性的表现。如果一个特别有魅力的男性领袖告诉你，昨晚有一位火眼金睛的黄色太阳神对他说话，你必须崇拜这位太阳神，否则就要面对后果。你最好相信这个故事，以降低你在群体中不被接纳的风险（或者更糟的是，你的生命掌握在他手中）。这个故事虽然可能看起来有点可疑，但是多表现出一些热情，你就会被认可、被保护。随大流是人类文化与生俱来的特质，同时它也让我们受益匪浅。

　　鬣狗和狼会联合起来觅食和捕猎，黑猩猩会结伴袭击它们的邻居，但没有哪个物种会像人类一样，会因为共同的信仰而形成长期的大规模合作。通过相信同样的伟大神话，我们能够与成千上万的、同镇的、同省的、同国家的陌生人合作。创造力赋予了我们社会和文化结构，并至今都将社会维系在一起。

The New Wave

新的　　浪潮

人类在存在的大部分时间里都在漫游、群居、狩猎、采集，后来才建立了临时营地。我们中的一些人留在了非洲，而另一些人则遍布欧洲和亚洲。大约在 1.8 万年前的冰河时代末期，一群勇敢的人穿越了当时连接俄罗斯和阿拉斯加的大陆桥（如今已经被淹没在白令海峡之下）。这些人就是古印第安人，现代美洲原住民的祖先。在几千年的时间里，他们一路来到了智利南部。智人就此成为真正的全球性物种。

可能是气候变化，也可能是人口增长，但在大约一万年前，某些事情让我们想到我们应该种点什么。在旧大陆和新大陆之间，农业至少在八个不同的时期独立出现，改写了我们的生活方式，许多人认为这种改写是有害的。圈养牲畜和种植庄稼为我们提供了更可靠的食物，以及在欠收时期提供了食物储备。在中国，我们种植大豆和水稻。在黎凡特地区的新月沃土（Fertile crescent），我们主要种植大麦、亚麻、扁豆和鹰嘴豆。猪在亚洲的许多地方被驯化了，其后在欧洲与野猪杂交。墨西哥的奥尔梅克人和玛雅人驯化和种植了玉米。人类就此变成了农学家。此后不久，现代文明开始出现，文化通过越来越密集的人口以前所未有的速度共享。

迈克尔·托马塞洛提出，文化学习是人类特有的一种社会学习形式。随着文明的发展，人类开始遵从并认同文化群体，而文化群体反过来又期望更多的人遵从他们。孩子们被父母教导，他们是属于某种文化的一部分。托马塞洛写道："这些特殊形式的文化学习，使文化进化的累积过程更强大并具有物种独特性。"通过农业革命，我们有了学习技能和信息的精神力，并在我们所认同的文化中高保真地分享它们。这真是一场灾难。

依赖驯养和农耕是一个冒险之举。平原和林地是杂食性动物的聚宝盆，而农业社会只依赖于几种栽培的植物和驯养的动物。可以想象，干旱和枯萎病对农场造成的破坏，比对具有生物多样性的野外造成的破坏要大得多，事实也的确如此。遗传数据显示，当我们将农场迁移到欧洲中部和西北部时，人口至少出现了两次大规模下降（Shennen，2013）。但总体而言，农业比狩猎和采集的生产力更高，因此人口的总数还是急剧增加了。

农业社会的定居生活带来了现代社会的许多弊病。更多的人口使得环境变得更拥挤、更利于疾病传播。农业强化了所有权的概念，能够控制和分配资源，使我们沉迷于土地、生产、贸易和资本，这些是现代经济的基础，却也导致了更有权力和影响力的地位的出现，并加剧了阶级分化，随之而来的是独裁者、暴君和税收。

美国人类学家贾里德·戴蒙德认为，农业对性别角色来说是一场灾难，它加深了女性应该在家做家务的社会期望。与狩猎采集社会相比，农业社会的妇女通常会生育更多的孩子，从事更繁重的工作。学者们认为，农业出现之前，许多人类群体是母系氏族，这意味着亲属关系是通过女性血统来追溯的。但随着领土和所有权对我们越来越重要，人类社会将权力和继承权转移到了父系上（也有很多明显的例外情况，比如犹太教）。身体上占优势的男性想要控制他们的庄稼和土地，更可怕的是他们还想要控制女性。《出埃及记》第20章第17节告诫人们不要贪恋"邻居的妻子"。在《从文明到死亡》一书中，克里斯托弗·瑞安建议得更全面："你不应该觊觎你邻居的妻子，他的男仆、他的女仆、他的牛、他的驴，以及他的任何东西。"妻子变成了个人财产。

农业开启了人类社会阶级分层的悠久传统，在最糟糕的情况下，有部分人群被奴役。2019年发表在《科学》杂志上的一项研究表明，早在4000年前的青铜时代，生活在一起的人们就被分为了不同的社会阶层。在现今地处德国的一块古代农场中，研究人员分析了100多具古代骨骼的DNA以确定他们之间的亲缘关系。研究人员发现，那些有亲缘关系的人，下葬时有随葬的物品和财物，并很可能是经过多代传承而来的；而孑然一身的人被埋葬时则没有随葬品，说明他们可能阶级较低，没有受到这样的礼遇。

通过分析牙齿的放射性特征，研究者还能够确定每个人成长的地方。他们发现，几乎所有被研究的家庭中都有来自其他地方的女性。这些痕迹表明，农场是男性世代相传的，而女性都只在这个群体中存在于某一代。父权制度已经形成，在这种制度下，男性待在自己成长的地方，而女性则嫁到夫家。父系文化以前就存在，包括遥远的旧石器时代，但此研究发现，随着有组织的农业社会逐步发展，这种制度变得更加普遍了。

这种社会结构可能是男性利用他们的自我和身体来保持外在资源不变的自然结果。但是关于为什么会出现父权制还有其他的讨论。一个女人嫁给她所在群体以外的人可以增加人口的多样性，防止近亲繁殖带来的遗传问题。这种做法也促进了文化信息和贸易的交换，增加与其他群体的互动，使技能、商品和农业技巧等更有效地传递给更多的人。

克里斯托弗·瑞安和卡西尔达·热塔在 2010 年出版的《黎明时分的性》(Sex at Dawn)一书中指出，在农业和私有财产概念出现之前，人类是虔诚的一夫多妻主义者。就像倭黑猩猩一样，我们自由地分享性伴侣。这可能不是博斯的《人间乐园》(The Garden of Earthly

Delights）中那种令人愉悦的狂欢，但这种滥交确实因父权关系的模糊而维持了和平。通过频繁的性接触，人们共同分担了抚养孩子的责任。但在农业社会，父系的嫉妒强化了直系继承的执念。女人现在和男人绑在一起，男人一心想把自己的土地和财产传给他们的亲生继承人，"我绝不会把我的亚麻农场留给那个家伙的孩子。"一些人认为，我们向一夫一妻制的转化也是由于大脑变得更大、童年时间更长，有两个尽职尽责父母的孩子可能会过得更好；这也有助于避免性嫉妒，从而减少群体内冲突。

　　农业给我们的社会生活、性生活、政治和经济带来迅速的变化，这在很大程度上是文化变革、行为和态度改变的结果，而不是生物进化的结果。赫拉利以牧师、教皇和佛教僧侣为例，证明文化在一定程度上战胜了生物学。雄性黑猩猩首领会试图与尽可能多的雌性交配，以传播它们自私的基因。而许多现代宗教角色，包括牧师，即"天主教的男性领袖"，都出于传统而坚持独身。这种行为在生物学上是没有意义的，然而天主教会已经存在了 2000 年。

　　农业对生物多样性、女性权利和平等主义来说可能是一场灾难，但在几千年的时间里，它成了社会常态。人类向可靠的能量来源、权力和政治靠拢。"我们无法预见最初成功的后续变化，我们只是接受已经拥有的，盲目地服从着从卑微的、受到残酷约束的旧石器时代祖先那里继承来的本能，继续繁殖、消耗。"E.O.威尔逊写道。

物种，基因组，天才 ■

　　如果暂且抛开文化进化不谈，许多塑造我们大脑的进化力量都是
通过基因发挥作用的。适当的基因突变增加了我们的大脑体积、所包
含的神经元数量以及神经元之间的连接方式，从而使我们有别于其他
物种。DNA在我们所说、所想、所感和所做的一切中都发挥着一定的
作用。无论是在狩猎活动、创造性思维方面的进步，还是在简单的削
水果方面的进步，几乎我们所有的个人特质都可以部分地追溯到基因
突变，再加上环境的影响和运气，使某些个体在生存和繁殖方面比其
他个体更有优势。这种观点本身也有风险，它偏向了优生理想主义，
令人感到不安，特别是谈到智力和创造力等特质时。"我们"有多少是
源于天生（基因），有多少是源于后天（环境和文化）？我们是天生有
才能，还是通过练习才获得了才能？我们的技能从何而来？这些争论
都由来已久。

　　维多利亚时代，博学多才的弗朗西斯·高尔顿爵士创造了"先天vs
后天"这个词，并且创立了19世纪的优生学运动。他注意到某些技能
和品质会在家族中遗传，他相信可以通过选择性结合来"改善"种群
素质。历史证明，这种想法对人类社会是普遍有害的。多年来，很多
思想家，包括心理学家K.安德斯·埃里克森和作家马尔科姆·格拉德韦
尔都持相反观点。他们虽然承认基因在某些技能中起作用，但也相信
死记硬背的练习——格拉德韦尔称之为"一万小时定律"——可以让

我们在几乎任何事情上取得成功。

心理学家戴维·Z.汉布里克和埃利奥特·塔克·德罗布在对双胞胎音乐能力的研究中发现，很难将先天和后天的影响区分开。我们所追求的某种特定的成功，可能取决于基因组如何与环境相互作用。相对于勤奋练习，天赋更能影响人们在音乐上的成就。而在音乐天赋的生物学基础上，重复练习才能够产生指数性的影响：练习得越多，基因的影响就越重要。著名爵士钢琴家塞隆尼斯·蒙克小时候没上过音乐课，自学读谱，他 13 岁时被禁止参加阿波罗剧院的业余比赛，因为他赢过太多次了。这可能是因为高强度训练使他的天赋得以发挥。

"先天与后天之争已经结束，或者说应该结束，"汉布里克说，"思考专业知识是'天生的'还是'培养的'已经不再有效益了。我们必须接受这一观点，即两者都很重要，它们的影响是相互交织的。训练可以激活遗传因素。"虽然要熟练掌握某项技能必须进行最低限度的训练，但我们不知道最低限度是多少。汉布里克补充道："婴儿并不是一出生就知道如何完成一个完美的跳投。人们需要多少训练才能达到一定的技能水平，这方面的差异可能很大。"

我几乎可以在这里结束这本书了。当智人开始以种植的扁豆为食，并奴役他们的邻居收割扁豆时，现代人类的大脑就已经出现了。撇开罕见的天才不谈，如果你控制住贫困和教育等环境因素，那么大多数人的智力都是相似的。考虑到与仅次于我们的智慧物种——黑猩猩和倭黑猩猩的智力差距，人类之间的智力差距几乎可以忽略不计。

但遗传学家鼓励我继续深入探究。一些基因组研究人员声称，他们不仅发现了能区分我们的智力与其他猿类的基因，还发现了农业革命后不久导致我们的大脑发生有意义变化的基因。但这些发现其实还存在争议。

其中有两个基因，小脑症基因和异常纺锤体样小头畸形相关蛋白基因（ASPM），被认为直接影响大脑的大小。伴其中任何一个基因突变的儿童，其出生时大脑皮质的大小与早期古人类相似。遗传学家布鲁斯·拉恩研究发现，在人类与黑猩猩分离后，这两种基因都经历了快速进化（Gilbert，2005）。这意味着DNA序列中随机出现的某些变异为我们的祖先提供了显著的生存优势。值得注意的是，拉恩和他的同事报告说，在6000多年前，农业和文明真正开始繁荣的时候，一种ASPM变异出现了，并且这种变异在现在的欧洲、中东、北非和亚洲部分地区的人类中更为常见。他因此被指控从事种族主义科学研究，并且批评者找到了他研究方法中的漏洞，部分推翻了他的结论。在我们的近代史中，文化进化是至关重要的。但无论拉恩的发现是否站得住脚，自然选择在我们现代大脑发育的某些时期仍然发挥了重要作用，这种作用在一定程度上与我们的文化和生态密切相关。

2017 年，一个由美国和欧洲研究人员组成的团队发现了另外 52 个与人类智力相关的基因，他们认为这些基因只是我们推理和解决问题能力相关基因的一小部分。一年后，他们又发现了 939 个基因与此相关。总的来说，基因对智力的影响，从我们婴儿期的 20%左右，增长至成年期的 60%及以上，这意味着，就像之前提到的音乐能力一样，我们的经历基于且放大了遗传倾向（Sniekers）。

　　当然，基因不是只赋予我们大脑能力，也会阻碍大脑的功能。你能想到的任何疾病都与不同的基因变异之间存在联系，包括抑郁症、阿尔茨海默病、双相情感障碍和自闭症等脑部疾病。2016 年，一个名为C4 的基因被发现是精神分裂症的主要危险因素（Seker）。正常情况下，C4 控制着一个被称为突触修剪（Synaptic pruning）的过程。在青少年时期，突触修剪可消除大脑中多余或未使用的突触连接。在我们出生后和童年中后期，人类的大脑通常会积累数万亿个突触，远远

"工作中"的突触修剪

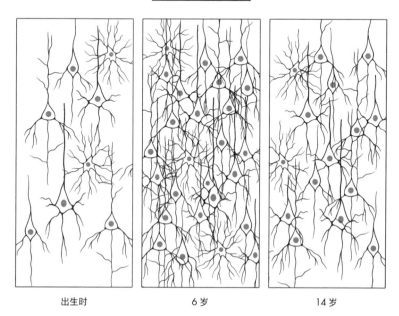

出生时　　　　　　　6 岁　　　　　　　14 岁

超过银河系中的恒星数量。到成年时，这些突触间的连接有一半早就消失了，被称为小胶质细胞的免疫细胞会在不需要这些突触连接的时候将它们蚕食掉。当C4发生突变时，这些突触就会被保留下来，过多的连接会导致大脑活动的分散，可导致在精神疾病中常见的幻觉、妄想和思维混乱。目前总共已经发现了超过100个与精神分裂症有关的基因。

你可能会认为，自然选择会淘汰精神疾病，那么为什么精神疾病会在进化过程中得以保存呢？对此也有一些相关的理论。一些精神疾病也可能是我们某些有益特征的病理性夸大：轻微的焦虑在躲避危险方面有明显的进化优势，但过度焦虑则会造成严重后果。双相情感障碍的狂躁期可以激发出患者极端的野心和创造力，就像文森特·梵高、弗吉尼亚·伍尔夫、库尔特·柯本以及众多被认为患有这种疾病的艺术家那样。精神病学家纳西尔·盖米认为，强有效的领导力往往源自精神疾病，抑郁症可以为人带来同理心和现实主义，而狂躁会增强韧性和创造力。他提出，正是抑郁症让林肯、马丁·路德·金和甘地充分体现了他们富有的同情心；一次狂躁发作导致了谢尔曼进军佐治亚州。

人类的大脑进化得如此富有创造力，以至于今天它出现了创造性的故障——精神分裂症。据我们所知，人类是唯一会患上精神疾病的动物，其患病风险很大程度上受基因影响。2015年，遗传学家乔尔·达德利发表的研究表明，导致精神分裂症的某些基因变异与前额叶皮质驱动的高阶思维相关（Xu）。由遗传因素和神经元相互作用组成的极其复杂的网络决定了人类的认知能力。当网络线路打结或我们的神经递质水平不平衡时，就可能会出现很多的问题，复杂的功能往往会产生复杂的故障。

我们拥有了更大的大脑，也相应承担了其带来的风险。

Future Sapiens

智人 的 **未来**

🧠 亚里士多德认为，心脏是我们的灵魂所在，而大脑只是个散热器。

500 年后，希腊内科医生、外科医生、哲学家盖伦提出，我们的感觉、思想和记忆由大脑负责，而心脏和肝脏控制着我们的个性和情感。相比之前，他的认识距离正确答案更近了一步。盖伦认为我们有三个灵魂，大脑是其中之一，他还认为大脑是由精子形成的。由此足见医学发展的缓慢。

两千年后，我们已经可以把电极贴在头皮上，读取我们的脑电波。神经外科医生可以在我们的头骨上钻孔，切掉脑瘤或导致癫痫发作的小部分组织（并且是在清醒状态下！）。然而，与其他器官相比，人类的大脑仍然是一个科学上的难解之谜。一位神经学教授曾告诉我，我们目前对大脑的理解只相当于 20 世纪 50 年代我们对心脏的理解程度。我敢打赌，这个估计还是太乐观了。

科学家们面临的一个主要问题是人类大脑的发展方向。它还在不断向更高级进化吗？随着基因工程技术的进步，我们可以人为地进化我们的大脑吗？新的数字化世界会以持久且有意义的方式改变我们的神经功能吗？

其中两个问题的答案是肯定的。

在我们的文化发展突飞猛进的同时，人类物种的自然选择仍在发生，只是速度比文化的变化慢得多。大约 4 万年前，一段快速选择期开启，一直持续到农业革命，这期间人类遍布了整个地球，又遭遇了新的气候、疾病和认知挑战。部分人群向北迁移到了日照有限的地区，他们逐渐适应了寒冷的温度，并有了肤色的改变。当我们生活在家畜包围的拥挤社区时，出现了与病原体抗性和免疫功能相关的自然选择。随着乳制品进入我们的饮食，出现了产生乳糖酶的自然选择，以消化乳糖。早在一万年前，控制神经递质功能的基因就已经发生了进化改变。即使我们的文化改变已经快速超越了基因组改变，但随着适应更拥挤的农业社会生活，我们的基因进化频率也还在继续改变（Wang，2006；Hawks，2007）。

"自然选择仍在以各种方式进行着。"兰厄姆说。

我们集体基因组的最重大变化源于大规模伤亡事件。在我写完这本书的时候，全世界都正在与COVID-19大流行进行斗争。遗传因素使某些人或群体更容易受到病毒的影响，再加上社会经济等环境因素，这场大流行势必会影响全球的集体基因组。大规模感染、种族灭绝和大屠杀等事件抹去了人类DNA的某些重要组成部分，改变了人类的基因图谱。

这些现代的例子与新石器时代一个氏族的男性杀死另一个氏族的男性有相同的效果。2015年一项研究的数据表明，在7000年前至5000年前，非洲、欧洲和亚洲的男性有效人口规模下降到女性数量的1/17，这令作者十分困惑。通过对来自110个不同种群的近300名男性的Y染色体进行测序，研究人员发现在那个时候，男性基因的多样性急剧下降。那时是否出现了某些只影响男性的气候变化、传染病或其他生态因素呢？也许吧，但是1/17可是数量上相当大的下降。

斯坦福大学的遗传学家马库斯·费尔德曼也对此困惑不已，他推断，并不是大多数男性被什么外在因素灭绝，而是他们内部相互争斗，使对方的基因组不复存在，以至于整个男性血统都被清理了，只有胜利者的Y染色体存活了下来。不过，男性的基因多样性下降，并不代表他们的总人数下降，是这小部分的男性血统掌握了所有的权力并幸存了下来。

我愿意相信德瓦尔具有诗意的观点，即，文明在一定程度上是通过母性与和平的一面形成的，也被称作我们"内心的倭黑猩猩"。但我不确定基因方面是否也是这样。如果费尔德曼对数据的解释是正确的，那么暴力的男性领袖和滥交的独裁者对人类的未来拥有最大的影响力。毕竟,在曾经的蒙古帝国领域生活的现代男性,其中的 8%都有一条可以追溯到成吉思汗的Y染色体。

兰厄姆仍坚持他自我驯化的观点。在人类近代史上,死刑和监禁一直是控制社会暴力的主要手段,这同时也改变了生殖率,使那些攻击性基因的发生频率下降。现代医学挽救了那些在旧石器时代和新石器时代可能因疾病而丧命的人,在一定程度上也推动了人类的进化。

西雅图艾伦脑科学研究所所长克里斯托弗·科赫说:"持续的自然选择压力会提升人群的智慧,看看达尔文奖就知道了!"

达尔文奖——这个半开玩笑的奖项始设立于 1985 年,授予那些"以极其愚蠢的方式消灭自己,从而提高我们物种长期生存机会"的人。获奖者中有被大象杀死的犀牛偷猎者,有用猎枪来销毁炸药的犹他州男子,有在波士顿豪饮游轮的渡船栏杆上倒立致死的年轻人。把他们的死亡当作笑谈有问题吗? 也许吧(不过犀牛偷猎者除外)。但有数据显示,智力和死亡率之间存在明确的相关性。1947 年,超过 6.5万名苏格兰儿童参加了一项智力调查,测试他们听从指示、推理、数学和理解谚语等能力。2017 年,研究人员发表了一项后续研究,调查了至 2015 年为止这些人中还有哪些活着,以及已经去世的人的死因。他们发现,那些高智商的人死于心脏病、中风、某种癌症和肺病的可能性要比其他人小得多。聪明和长寿之间存在线性关系,特别聪明的人比聪明的人活得长,而聪明的人又比智力一般的人活得长(Calvin)。

显然这个结论会受到质疑的一点在于，那些来自富裕家庭、受教育程度更高的人会做出更明智的生活方式的选择，比如不吸烟，他们也更容易获得医疗保健服务。常有研究发现，社会经济地位与更好的智力测试表现是相关的。但其他的一些研究控制了社会经济因素的影响，研究人员仍然发现智力和死亡之间存在很强的相关性。

双胞胎研究表明，智商在某种程度上是会遗传的，但目前还无法确定遗传多少。我们的认知在很大程度上是由经历、家庭和遇到的支持、鼓励共同塑造的。智力是基因和环境共同作用的产物，尤其是环境对不同的遗传倾向作用明显。

移民和文化的力量通过影响我们与谁共同生育后代，永久性地改变了我们的基因图谱。当人类由于某种原因（如一份新工作、某国家的某个地方工业繁荣、逃避迫害）在世界各地迁移时，基因组会伴随新的繁殖模式而发生演变。通常这类变化很小，几代人之内根本注意不到，但也有例外的情况。

根据剑桥大学心理学家西蒙·巴伦–科恩的说法，在类似硅谷这样的高科技地区，我们可能会看到较快的基因组变化。他与演员萨夏·巴伦–科恩（又名波拉特）是兄弟，他们有相似的傲慢。他认为被计算机科学、机械和数学等技术领域吸引的人，有更高程度的自闭症特征。随着科技中心集中在某个区域，志趣相投的人会结为伴侣、生育后代。因此，他推测，当地基因组中的自闭倾向会逐渐升高，然后代代相传。这就是区域性的微观进化。

尽管过去的研究都倾向于关注自闭症的社交障碍，但现在出现了所谓的自闭症"去病态化"运动，也就是拥抱伴随自闭症而出现的不可思议的细节关注能力和技术能力。现代科技对当今社会非常重要，如果巴伦－科恩是正确的，那么加利福尼亚州北部将在未来几代人中出现前所未有的技术高超的计算机工程师，这将是进化改变的结果（Baron-Cohen，2006）。

不过，在大多数情况下，生物进化还是一个缓慢的过程，很难被实时观察，尤其是在大的种群中。科赫说："现在的文化进化要快得多。如果你带着一个现代婴儿，以某种方式穿越到 2000 年前，我认为我们的文化不会注意到这个穿越的孩子与其他孩子的差异，反之亦然。"两千年相当于不到 100 代人，这在我们进化故事中不过是一段小插曲。平克说："自然选择一直在活跃地发挥作用，但人类人口太多且具有多样性，文化的发展方向也很多，以至于无法知道人类大脑本身会走向何方。"

环境影响与遗传 ■

一些科学家认为，我们大脑的进化方向很大一部分取决于"表观遗传学"，即我们在后天环境中获得的DNA变化会传递给我们的孩子。某种程度上，这一观点重新开启了一场持续了几个世纪的科学辩论。

200 多年前，早期进化思想家、法国博物学家让－巴蒂斯特·拉马克提出，生物形式的变化会在一生之中持续发生，并传给下一代。如果长颈鹿总是伸长脖子去够金合欢树的叶子，那么它的脖子就会变长，它的后代会继承更长的脖子。后来达尔文出现了，他用现在被广泛接受的进化论进行了反驳——长颈鹿是通过世代对环境的适应而进化出了更长的脖子。他不知道DNA是什么，当时也没有人知道。但现代遗传学巩固了达尔文的学说，并认为它是最能解释我们是如何变成现在这样的。长颈鹿的脖子变长不是因为它们的行为，而是因为它们的基因组。那些携带编码更长脖子的随机突变基因的长颈鹿，可以吃到高处的叶子，在与较矮的同伴竞争时，更有可能存活下来。

表观遗传学绝不是复活了拉马克的"野心勃勃的长颈鹿"理论，但"非DNA编码的生物学变化是可被遗传的"这一观点颇具拉马克主义精神。有一种蛋白被称为组蛋白，其周围有DNA包裹。表观遗传变化就包括组蛋白修饰、DNA甲基化等，其本质上是与分子帽的结合，以阻止某些基因的表达。很多生活方式的影响都可能导致表观遗传变化，从饮食到毒素，再到童年焦虑。饮酒、肥胖和睡眠不足也是影响因素。如果一个人的一生都暴露于这些影响因素中，那么精子和卵细胞的DNA就可能会以某种方式改变，并遗传下去。

有一个著名的瑞典系列研究，观察了20世纪初在一个名为厄韦尔卡利克斯（Överkalix）小社区出生的一代人，研究他们对食物的可及性如何在未来影响了他们后代的健康。研究结果发现，如果祖父在9岁到12岁之间经历过一个农作物丰收的季节，那么孙辈死于心脏病、糖尿病或癌症的概率就会更高。一些与"吃得好"相关的东西可能最终改变了发育中的祖父的生物学特征，并遗传下去。

但我也要提出一个警告：围绕表观遗传学的吸引眼球的传闻远远超过了科学范畴。冥想和减压确实能给我们带来很多好处，但科学家们还不知道，是否如某些人所声称，这些获益与表观遗传修饰双螺旋结构有关。然而，许多科学家确实相信，从长远来看，表观遗传效应可能会以永久性的方式修补我们的大脑。坎南认为，现代世界将会观察到各种表观遗传的影响共同改变了大脑的那一天。我们的饮食习惯越来越差，加工食品多，营养少，海鲜也少，"可能真的会对我们的认知能力产生巨大的表观遗传影响。"他还担心，当我们盯着智能手机并进行虚拟交流时，这种新的高度互联但又令个体更加内向的文化会逐渐改变我们的大脑。"我们面对面的社交或谈话越来越少，无法直接看到对方，这肯定会有影响，也许就是通过表观遗传修饰产生的。"

科赫犹豫地说："社交媒体和现代技术可能会给年轻人的大脑带来持久的影响，包括使他们更加焦虑。"迪安·福尔克的观点更近一步，她坚信科技确实加速了大脑的生物进化。她说："20 世纪 80 年代的个人电脑革命，与我们 5000 年前开始阅读时的情况是类似的。"

社会互动是我们大脑进化重要的驱动力之一。现在，社交媒体这样的虚拟联系让我们以为自己在社交，但却牺牲了真实的人与人之间的互动。

足够多的社交平台点赞数似乎意味着我们并不孤独、我们有所归属。

也许这没有问题，社交平台提供了我们几千年来一直沉迷于其中的信息和八卦。然而，社会学家担心，这种新的交流方式正在培养一种焦虑和孤独的文化，同时又让我们相信自己是被接受的。我们越来越自恋，但不知何故，我们的自我反省越来越少，认知上越来越孤立，对真实自我的注意力被分散。这是否会产生表观遗传效应还有待观察，但假设这种新的虚拟交流行为在文化上代代相传，我们所能想象的未来生活将变得更加虚拟，这是否会对我们的物种造成严重损害？

克里斯托弗·瑞安写道，基于心理学研究，"幸福感的唯一最可靠的预测因素是融入群体的感觉。"人口普查数据显示：1920 年，有 5% 的美国人独居；而如今，独居的美国人超过了总人口的四分之一。这是有史以来美国独居人口的最高比例。人类社会一直都建立在群体的基础上，就像我们的猴子和猿类亲戚一样，但现在，科技把我们禁锢在了电子设备里。

也许这就是精神疾病发病率飙升的原因。我们是群居物种，在孤立中会抑郁。

就连约会软件也可能成为一种进化的力量。我们知道，网络上总是充斥着喷子和谩骂声，人们在数字墙背后的行为是不同的。今天，一个在酒吧里害羞、不敢搭讪的人，因在社交平台上很活跃而有了约会的机会；但也可能反过来，因为魅力并不总是能转化为 500 字、精心撰写的个人简介或信息。以前从未有过机会的人，现在可以通过新

的互动方式达成约会；而其他原可能有机会的人，现在可能就没有机
会了。

"嗯，也许吧。"

塔特索尔并不完全相信我的理论。

"这些都是猜测。当你环顾四周，看着这些生活在现代的孩子们
时，你会说这样下去一定会有后果的。至于后果是什么，我完全不知
道。"塔特索尔认为，人类近代史就像一桶晃动的水，基因频率时高时
低，但逐渐趋于稳定。"我非常相信均值回归，我认为事情并不会像我
们想象的那样发生太大变化。我们环顾四周，很容易说出，'啊，这世
界真是糟糕透了'，但未来如何其实很难预测。"

"那么，"我问，"我们是不是越变越傻了？"

"我们不会变傻的！我更担心的是气候变化。"

保持人性 ∎

神经科学巨擘、1906 年诺贝尔奖得主圣地亚哥·拉蒙·卡哈尔说：
"只要他想，每个人都可以成为自己大脑的雕刻家。"

今天，这成了一个令人担忧的问题。科学将会发展到我们可以用
它来引导我们自己的大脑进化的地步。

现在的基因工程技术允许科学家编辑人类的基因组，即去除不需
要的基因，拼接出有利的基因。这可能会开启一个治疗遗传性疾病的

新时代，理想状态下无疑是非常美好的，但也会带来一系列不可避免的优生追求。不难想象，用这种技术设计婴儿、设计大脑，似乎并非遥不可及，可以根据期望的特征编辑胚胎的基因组。

在过去的几年里，最受关注的基因编辑技术被称为CRISPR-Cas9。这个缩写对应的全称很拗口，叫"成簇规律间隔短回文重复序列和CRISPR相关蛋白9"。CRISPR源于在细菌中自然发生的防御入侵病毒的过程，科学家们可以利用CRISPR添加、删除或改变特定位置的DNA，以此重新编码我们的基因组。他们在实验室里合成一段RNA，这段RNA可同时与目标区域的DNA和Cas9酶结合，Cas9酶就会切割目标区域的DNA，然后利用人体自身的DNA修复机制，将一个定制的DNA序列拼接到已被剪开的基因组中。

迄今为止，大多数基因编辑研究都集中于预防和治疗一些由已知基因突变引起的疾病，如血友病、囊性纤维化和特殊类型的癫痫。人们也在研究遗传情况更复杂的疾病，包括癌症、心脏病和精神疾病，这些疾病都涉及大量与环境风险因素相互作用的基因。

CRISPR和其他基因技术的应用主要集中于体细胞，即不将遗传物质传递给下一代的细胞。但如果改变精子、卵细胞或胚胎，就会永远改变一个繁殖谱系。这就是事情可能变得危险的地方。理论上讲，像CRISPR这样的技术可以用来提高技能、力量和智力。很容易想象，这种能力如果被掌握在一个疯狂的科学家或主张优生学的独裁者手中，他们可能会搞出一个秘密的网络化洞穴，用来培育超级胚胎以组成强大的军队和建设基础设施。

因此，生殖细胞编辑在许多国家是非法的。

在更好的干细胞技术的支持下，CRISPR的应用正在进入大脑领域。通过重新编写我们的DNA，我们离精神操纵又近了一步。干细胞是指那些尚未发育成特定细胞类型的细胞。2006 年，京都大学干细胞研究人员山中伸弥发现了一种将成人皮肤细胞或血液细胞重置为干细胞的方法。他通过混合使用不同的转录因子来调节基因表达，证明了干细胞可以被诱导形成人体内任何类型的细胞，包括肌肉细胞、肝细胞、免疫细胞、脑细胞。这项工作使山中伸弥获得了 2012 年诺贝尔生理学或医学奖。

科学家们现在可以使用这些诱导多能干细胞（iPSCs）无限制地培养出任何类型的细胞，同时避免了从人类胚胎中获取干细胞的伦理问题，这也是一直被争议的问题。在山中伸弥的开创性工作之前，研究人员要研究脑组织是非常困难的，因为脑组织仅限来自于神经外科的手术样本，只能存活几天。而iPSCs使神经元变得容易获得。

起初，CRISPR并不能应用于干细胞生成的脑细胞。因为干细胞能快速修复受损的DNA，这使得依赖于破坏DNA的技术难以发挥作用。2019 年，加州大学旧金山分校的一个团队开发了一种CRISPR变体，即 Cas-9 失活突变型。这意味着他们不能将任何基因拼接到DNA链中，但他们可以使用CRISPR来定位与大脑功能和结构相关的基因，并增加或减少它们的表达。这项创新对未来理解和治疗大脑疾病的意义是无法估量的，这也让我们距离"将基因编辑应用于我们的思想和智力"更近了一步（Tian）。

如果光是CRISPR还没有让你感到很担忧，那么看看这个，加利福尼亚州立大学圣迭哥分校的研究人员正在使用iPSCs从零开始培养类似大脑的东西。

十多年来，科学家们一直在努力培育人体器官。皮肤、肠道、肾脏和肝脏。它们存在于实验室里，能够模拟一些生理功能，但不用身体来帮助其维持活性。这些"类器官"不是完全成形的功能器官，它们是帮助研究人员模拟各种疾病及测试相关治疗方法的小型代理器。2019 年，加利福尼亚州立大学圣迭哥分校的科学家们透露，他们已经成功地培养出了具有类似早产儿神经活动的"迷你大脑"（Trujillo）。此前也曾有人试图诱导干细胞形成类似大脑的神经元集合，但没有人能证明培养的大脑的活动模拟了真实神经元。这一次，仅仅两个月后，科学家们就发现了几乎单一频率的分散的脑电波活动，很像在未成熟的人类大脑中看到的那样。10 个月后，当每个类器官都长到豌豆大小时，迷你大脑的活动以一种可预测的模式变换不同的频率，类似于成熟的人类大脑。

就像CRISPR一样，类器官也有巨大的潜力，特别是可用于精神分裂症、自闭症和癫痫等疾病的建模。这些类器官也为测试新药提供了理想的试验场，让实验室的老鼠得到了应得的休息。它们最明显的用途是可以作为替代部件，修补大脑因创伤或脑卒中而受损的部分。

如果在一个小塑料盘子里培育我们最复杂的器官，我们的思想、个性和行为中心，听起来就像低俗小说中的噩梦对吧！我有同感！

但科赫说："不要惊慌。"

"需要澄清的是，没有人会把这些和真正的大脑混淆。它们几乎没有任何感觉。"他说。这些大脑类器官既缺乏感知疼痛的神经元，也缺乏处理疼痛的神经回路。它们没有供血血管，所以长得比豆子大不了多少。

然而，他说的是"几乎没有"。

随着干细胞工程师学会培养不同亚型的神经元以及带血管的含氧

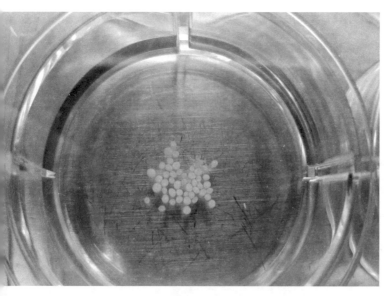

在培养皿中培养了一年的大脑类器官，每个都有扁豆那么大

类器官，这些大小和感觉的限制可能会改变。毛细血管树会让实验室大脑有生命吗？如果它真的开始有感觉了呢？它会难受吗？或者更糟，是处于地狱般的痛苦中？我们怎么能够知道呢？

僵尸问题 ■

　　人工智能的发展如此迅速，很快我们就可以让机器为我们订购运动裤和咖啡机了。值得一问的是，计算机是否会有感觉或体验意识？

　　正如德国哲学家托马斯·梅辛格在神经学家萨姆·哈里斯的播客中所说："多年来，我一直反对任何让机器处于现象性状态的冒险。我们不应该试图创造有意识的机器，甚至想都不该想，否则我们可能会造成一连串的痛苦。"

　　意识是一个难以定义的概念。我们都觉得自己拥有幸福，但幸福到底是什么，又从何而来呢？

　　长久以来，哲学家和科学家们一直试图去理解什么是"有意识的存在"。许多思想家认为，意识应该是以我们主观体验的一切为中心。正如哈里斯所言，"能让你感受到自我的情形，就是有意识的情形"。

　　我们生活经验的本质被称为"主观体验特性"，主观体验特性是你无法传达给其他人的，如红色的红、披萨的味道、听一首歌的体验等。但是，物理世界是真实存在的，即使我们对它的感知不同，但大多数人都认同它的存在。

这涉及二元论，即物理世界和精神世界是分开的。二元论最常与哲学家勒内·笛卡儿联系在一起，他的"我思故我在"也许是西方哲学中最广为人知的一句名言。笛卡儿的主要观点是，"我们"，即我们的思想、我们的个性、我们的心灵，几乎与我们的身体是分离的。这位博学的法国人和其他的二元论哲学家提出，虽然心灵控制着我们与物理世界的互动，但身体和心灵之间有明确的界限；我们的物质形态只是我们非物质灵魂的临时住所。然而，几个世纪以来的科学发展都证明了"肉体只是个缓冲垫"的说法是错误的，身体和心灵存在密不可分的联系。

那么，这样一些看起来很滑稽的细胞，以物理的方式结合成了约1.3 千克重的棕色"果冻"，是怎么创造出像主观体验特征这样奇妙的东西呢？20 世纪 90 年代，澳大利亚哲学家大卫·查尔默斯将其称为"终极难题"，与之相比，理解感知、注意力和记忆等不过是一些简单的神经心理学问题。现代心灵哲学家引入了一个相关的思想实验——"僵尸问题"。如果一个实体能像我们一样移动、说话和行动，它是有意识的吗？它是否依赖于一个令人信服的没有感觉和意识的物理系统呢？

在电影《她》中，华金·菲尼克斯饰演的角色爱上了一个由斯嘉丽·约翰逊配音的操作系统。斯坦利·库布里克的《2001：太空漫游》讲述了一台名为哈尔的有自己想法的智能电脑。在"僵尸问题"的理论中，可能会认为这些计算机系统只是看起来有意识。

　　而在科学家中流行的是唯物主义哲学。一般来说，唯物主义者相信意识、主观体验特征和感觉都可以产生于物理系统，如人类的大脑。他们认为，人类大脑中的特定结构和神经回路以某种方式聚集在一起，使我们成为有意识的生物。

　　"这是标准的硅谷思维，"科赫说，"如果你给Alexa（亚马逊的语音助手程序）进行了足够的升级，它就会产生意识。"计算机科学先驱阿兰·图灵提出了"机器是否会思考"的问题，而这是图灵测试的现代版。许多唯物主义者相信，我们最终将拥有一个在计算机上运行的高仿人脑。你启动它，它会说"你好"，它可以产生和我们一样的感觉和行为。

　　另一种观点是，世界上的一切，从山到树，到老鼠，都有某种形式的意识。这种观点被称为泛心论，是整合信息论（IIT）的基础。虽然科赫参与了一些最前沿的神经科学研究，包括脑机接口，而且可能不太相信他的盆栽植物有一定程度的意识，但他对IIT持开放态度。"我们怎么知道意识不会延伸到人类之外？"他问道。如果我们把意识定义为感知事物的能力，那么我们怎么知道单个细胞是不是有意识呢？也许当分子正确地聚合在一起形成细菌时，即正确的信息整合，微生物就突然进入某种新的存在状态。也许，正如约翰·缪尔所推测的那样，微生物甚至能够产生一些类似于享受的特性。即使是单细胞生物或构成我们身体的细胞都如此复杂，以至于现代科学一个都组装不出来。科赫说："也许当一个细胞完好无损时，它会有某种感觉，而当它被破坏时，它就不再有任何感觉了。"

我基本认同这一观点：意识一定是逐渐产生的，进化并不是突然在人类身上启动了意识。意识的构成元素可能在动物进化的早期就出现了，甚至可能早于今天我们所认知的动物。我认为，它可能也遵循一个渐进的达尔文过程，在这个过程中，各种突变增强了动物的体验，改变了我们看待世界和生存的方式。主观经验逐渐从客观事物中产生。猴子和黑猩猩对这个世界的体验可能比老鼠更深刻，南方古猿和直立人则又要比它们深刻得多。

笛卡儿认为，他可以想象有一部机器能够说出与"身体动作"相对应的语言。但他也说，"我无法想象，会有一台机器可以组织不同的单词，对在它面前所说的任何话给出适当的有意义的答案，哪怕只是达到最愚蠢的人的水平。"现在，语音助手Siri和Alexa证明了这一点是错误的。而笛卡儿的第二个区分方式更有分量："尽管有些机器在某些事情上可能做得和我们一样好，甚至可能做得更好，但它们在其他事情上不可避免地会失败，这表明了它们的行为不是基于理解，而只是基于它们的器官配置。"今天，这些器官就是电路板和计算机处理器。

IIT的疑问是，意识是否可以从一个物理系统中产生，以及一个系统是否可以大于其各部分的总和。这个想法接近于"涌现"的哲学概念，即一个实体具有与其自身组成部分所不同的独特属性——如城市、水、在空中协调一致的鸟群。大多数科学家认为，意识实际上是由我们的神经网络产生的一种涌现属性。

　　然而，并不是所有人都支持这种观点。山姆·哈里斯写道："'意识是在生命进化的某个阶段涌现的'，这种理论完全无法解释它从无意识中产生的过程。"他提出意识可能是一种"拱肩"（拱门之间近似三角形的部分），进化生物学家称之为进化的副产品，这意味着它们不是通过自然选择而出现的。类似的例子是动物身体的斑点和下垂的耳朵，它们跟驯化同步出现，却不是为了某种生物学目的而出现。在播客中与理查德·道金斯交谈时，哈里斯说："我认同'意识'没有做任何事情，你所意识到的一切，你的思想、意图和情绪，都是无意识地产生的。"

　　道金斯认为，意识一定是从大脑的信息处理过程中产生的。但他也承认："这种对话令我头疼，我无法思考这个问题。我猜也没人能想通，虽然这也并不能令我感到安慰。"

　　哲学家、心理学家和神经科学家仍在争论不休。塔夫茨大学的哲学家丹尼尔·丹尼特在这场争论中呼声很高，他认为意识是我们大脑产生的一种幻觉，它根本不存在！至于科赫，他认为人类永远不会完全以机器的形式存在。他相信，我们永远无法人工设计出意识，也无法将数字化的意识上传到亚利桑那州的服务器上。"这些想法非常酷，但它们只是非常巧妙的模拟，只是看起来像，其实都是假的。Alexa永远无法拥有真正的意识。"

　　当我们观察人工智能研究的展开时会发现，模拟一些最基本的生物学功能是多么困难。能够进行复杂数学运算的计算机已经出现了几十年，但距离一只能够快速穿过狗门，并在要摔倒时能稳住自己的机器狗还很遥远。这些是大脑和神经系统的先天能力，是以数字形式很难破解的密码。

科赫承认，想要知道大脑的进化方向非常困难。许多思考这类问题的人并不过度担心科技会干扰我们的心理。科学家们未来修补的肯定是与大脑疾病和功能紊乱相关的基因。但像性格和智力这样的特质，或者像抑郁和焦虑这样复杂的情感，都涉及数百种（也可能是数千种）基因的影响，并与我们的生活方式和环境相互作用。

塔特索尔认为，在可预见的未来，我们的大脑不会发生剧烈变化。我们的人口太多，有太多的遗传惰性，无法发生太多的变化。他说："文化变革才是关键所在，也将是我们会看到的变化最大的地方。"

平克也同意这一点："20世纪90年代，人们曾预测雅皮士父母很快就会在他们未出生的孩子身上植入智力或音乐天赋的基因。在不断有新基因被发现的十年里，这种预测看上去很可能实现。但今天我们知道，可遗传的技能是数千个基因的产物，每个基因的贡献都很微小……我怀疑指导大脑的进化是否真的能够在短期内实现，如果说真的有可能实现的话。"考虑到现代父母对"转基因苹果酱"都感到不安，他认为没有多少人会冒险让转基因孩子长大。

未来 ∎

不可否认，人类出现时毁了一切。

随着智人走出非洲，走向世界各地，我们对其他物种，尤其是巨型动物造成了严重伤害。在欧洲和亚洲，一半以上的大型物种灭绝了；在澳大利亚灭绝了 70%以上。我们在美洲大肆屠戮，杀死了超过 80%的大型动物物种。再见了，猛犸象和乳齿象。再见了，巨型地懒、美洲骆驼、136 千克重的海狸，还有那些 907 千克重、和大众汽车一样大的犰狳。我们在地球上迁徙得越远，造成的破坏就越大。而在非洲，只有大约 16%的大型动物被人类灭绝。非洲动物与人类共同进化了数百万年，我们互相学习、互相适应，了解彼此的把戏。但世界上的其他地区无法跟上人类迁徙、狩猎、认知和文化的快速传播的步伐。

我们几乎没有意识到我们在做什么。我们只是基于生理、本能和文化创造，过着我们所知道的最好的生活。如果有肉，我们就吃。我们通过智慧和无情利用资源的致命组合征服了世界。

我们的大脑如此善于利用这个星球，以至于把它弄得一团糟，潮涨高了，气温上升了，成千上万的曾经繁荣的物种销声匿迹。1962 年，约翰·霍普金斯大学的遗传学家 H.本特利·格拉斯告诉《纽约时报》，如果全球爆发核战争，只有细菌和蟑螂能存活下来，它们将决一死战，占领"愚蠢人类的栖息地"。未来将取决于我们能否驾驭自身的本能，避免将我们的星球拱手让给微生物和昆虫。

人类大脑进化的故事无法用单一的某种影响或某个特征概述，而是历经数百万年的自然选择和文化的交织，包括我们的饮食，我们的创造性追求，我们的朋友，我们的工具，我们的火。E.O.威尔逊说，人类的状况是一部特殊的史前史，是与复杂的情感、思想和行为交织在一起的结果，"在沿途的每个关键步伐上都印上了我们的DNA"。

我们正在经历前所未有的信息轰炸。很难知道这对我们大脑的未来意味着什么，但我们知道，我们正在用数千年来一直沿用的旧式神经机制来处理这种新的感觉洪流。信息流的急剧增加以及我们日益增多的网络行为很可能对神经生物学产生某种持久的影响。

保罗·西蒙在1986年的歌曲《泡泡里的男孩》中唱到了"连续信息的断奏信号"（指敲击键盘的声音），这是对新数字化世界的一种略带讽刺的歌颂。那些里根时代的数字信号现在看起来有些奇怪，但从那以后，它们就聚集成了一张持续尖啸的弓，无休止地射出喧嚣的信号，冲击着我们古老的感官。信息共享对我们的进化至关重要，可以说是使我们成为人类的最关键因素。但是，我们的大脑是否有一个阈值，超过这个阈值，面对所有现实生活中的社会信息和互动，我们的大脑是否就会超载或者注意力涣散？

法国作家米歇尔·维勒贝克1998年出版的小说《基本粒子》中，讲述了一位孤独、酗酒成性的生物学家米歇尔·杰尔津斯基的故事。杰尔津斯基的克隆研究使得人类不用再进行有性繁殖，导致最后人类物种用更新、更聪明、更富有同情心的人取代了自己，没有了残忍、愤怒和自我。维勒贝克写道，"2029年3月27日，人类按照自己的形象创造了第一个生命，这是新智能物种的第一个成员"，"大约50年后的今天，仍然有一些旧物种的人类存在，特别是在长期受宗教教义支配的地区。然而，他们的繁殖水平逐年下降，目前看来，他们大概也会不可避免地走向灭绝。"

　　当然，维勒贝克的例子是乌托邦式的极端反讽。希望我们的大脑能想出新的办法，让我们有责任感地生存在地球上，同时解决掉我们造成的破坏。神经科学将会进步，基因组将会进化，文化也将日新月异。我们可能又会像15万年前的祖先们一样，挤在海边的岩石洞穴里，在涨潮之前努力地撬开一只特别难开的牡蛎。

Notes

注释

[序言第v页]　CRISPR，全称"成簇规律间隔短回文重复序列"（Clustered Regularly Interspaced Short Palindromic Repeats），是原核生物基因组内的一段重复序列，目前被应用到主流的基因编辑技术中。

①　特别的猿类

[第8页]　珍·古道尔是第一个目睹黑猩猩"钓"昆虫的人类学家。1960年10月，她观察到一只名叫戴维·格雷伯德的黑猩猩将几根草叶插入白蚁的洞穴中，然后抬起它们放入嘴中。她意识到戴维在等蚂蚁咬住草叶，这样它就能吃掉它们，它在制作白蚁"冰棒"。

[第9页]　哈恩和他的同事们通过对基因组进行检查并分析数千年来基因数量的增加和减少来确定基因的复制和缺失。在人类和黑猩猩的基因组中，他们发现了1418个在二者之间存在不同的重复基因，这表明某些基因拷贝数的变化是哺乳动物和灵长类动物进化的主要驱动因素（Demuth，2006）。似乎在我们与黑猩猩分离的时候，灵长类谱系中出现了基因复制的爆发式增加；黑猩猩和人类都比我们的近亲猩猩和猕猴有更多的重复基因（Marquis-Bonet，2009）。虽然基因复制通常是中性的，而且在许多情况下是有害的，但它们被认为是驱动基因组出现新特征和进化变化的重要机制（Magadum，2013）。

❷━● 从无机物中诞生的生命

[第 18 页]　尽管达尔文的名气更大，但与达尔文同时代的英国博物学家阿尔弗雷德·华莱士也独立地提出了自然选择进化论。这促使达尔文整理了自己的想法并记录下来，他保密了近 20 年，并于 1858 年与华莱士共同发表了他的想法。

[第 21 页]　一个生物体生活在另一个生物体内的过程，通常是出于互利，被称为内共生。它最初是由俄罗斯植物学家康斯坦丁·梅列什科夫斯基在 20 世纪初提出的理论，并在 20 世纪 60 年代由进化生物学家林恩·马古利斯证实。

[第 28 页]　在我们众多的神经递质中，有两种是 5-羟色胺（血清素）和多巴胺，我们可以将抑郁和赌博成瘾归咎于它们（前者影响我们的情绪，后者影响我们对奖励的感受）。目前已确定的神经递质有 200 多种，它们在大脑和神经系统中具有不同的功能。这些化学信使将信息从一个神经元传递到另一个神经元，或从神经元传递到肌肉细胞。有些神经递质，如谷氨酸、乙酰胆碱和去甲肾上腺素具有兴奋作用，可以激活周围的神经元。其他神经递质，如 5-羟色胺和氨基丁酸（GABA），则可以减少突触传递，起到神经元制动的作用。有理论认为大脑功能紊乱通常是由于神经递质水平的改变——或"化学失衡"——这一观点可能过于简单化了，但这些分子确实在大脑功能中发挥着重要作用。

[第 28 页]　离子通道还与心脏功能、肌肉收缩和胰岛素释放有关，此外它还参与维持细胞体积，防止细胞爆炸或萎缩。

[第 29 页]　有可能所有的两侧对称动物都是从共同的祖先进化出中枢神经系统，然后分化成为我们今天看到的各种不同类型的大脑。另一种可能性是，鉴于拥有中枢神经系统是一个进化优势，多个不同的物种可能独立进化出了神经系统。这仍然是进化生物学中一个重要的问题。

[第 29 页]　神经元可能是从许多细胞类型进化而来的。大多数两侧对称动物的胚胎是由三个细胞层组成的：内胚层、中胚层和外胚层，也就是内层、中层和外层。一些人认为，神经元可能起源于上皮细胞，上皮细胞是一种外胚层细胞，覆盖在我们的皮肤、肠道和血

管上，是大多数双侧神经元的来源。2019 年，德特勒夫·阿伦特提出了另外两个种可能的神经元前体细胞。他认为，神经元可能是从中胚层细胞（其中一些看起来像现代的神经元）或领细胞样细胞（Choanocyte-like）进化而来的。

③━● 鱼和头

[第 34 页]　一些科学家认为海百合也代表了脊椎动物和无脊椎动物之间的缺失环节。它们属于棘皮动物门，这个门类包括海星、海胆和海参。同时，脊索动物门中的海鞘也是候选物种之一；尽管成年海鞘是固着性的，但它们的幼体看起来很像蝌蚪，并且具有支撑性脊索。

[第 34 页]　在氧化作用导致地球上石灰石的数量增多之前，许多岩石富含一种叫作白云石的矿物，这种矿物结晶缓慢。氧气含量的增加促进了石灰石的形成，其中含有文石和方解石——方解石是一种钙源，可以帮助骨骼矿化。相比白云石，这两种矿物可以更快、用更少的能量促进骨骼的形成。

[第 41 页]　戈菲内在 2017 年发表在《发育》（*Development*）杂志上的文章很好地回顾了下孔类动物从与双孔亚纲动物（包括鸟类和爬行动物）的共同祖先分离后大脑结构的变化。与鸟类和爬行动物不同，早期的下孔类动物开始进化出哺乳动物大脑的关键特征，包括更具层次化的皮质和可以形成更大表面积的折叠和内陷。

④━● 蜥蜴王与狐猴

[第 63 页]　在 1965 年的"进化的基因和蛋白质"研讨会上，祖克坎德和鲍林概述了他们的理论，即蛋白质可以帮助确定物种之间的进化差异。

⑤━● 直立的种族

[第 73 页]　缺环是进化生物学中的专有名词，指假设中的某些介于猿类祖先和现代人类之间的，在进化过程中灭绝的物种。

[第 83 页]　林奈是 18 世纪的瑞典植物学家和内科医生，他将我们的生物分类系统正式化，被称为现代生物分类学之父。

[第 89 页]　西班牙三处遗址中的洞穴壁画被认为是由尼安德特人创作的，而后才有化石证据表明智人于 20 万年前就到达了希腊。这些壁画可以追溯到 6 万年前，但截至本文撰写时，尚无证据显示当时的西欧地区有智人存在。

[第 95 页]　就在这本书即将出版的时候，我们对灵长类动物大脑进化的理解又有了新的突破。2020 年 6 月发表在《科学》杂志上的一项研究着眼于一种名为 ARHGAP11B 的基因，该基因在发育过程中参与了大脑皮质的扩张。当将这种基因植入猕猴胚胎后，研究人员发现，大约三个月后，猴子的新皮质变得更大，褶皱更多，这表明该基因可能是区分人类大脑与至少某些其他灵长类动物大脑的重要遗传因素。当你阅读本书时，可能又有更多类似这样的发现被报道。

6　同伴

[第 108 页]　有些鸟类，尤其是渡鸦、乌鸦等鸦科鸟类以及鹦鹉，都有着与身体不成比例的较大的大脑（或者说是大脑区域），并且表现出令人印象深刻的社交属性。其中一些鸟类生活在复杂的社交网络中，另一些则终生维持一夫一妻制的关系。这种关系是一种自身的社交复杂性的形式，需要一生都处理来同一伴侣的社交圈和社会行为，并做出相应的反应。这两种生活方式都支持社交智力假说。最聪明的鸟类可能不会写小说，但它们的模仿能力和使用工具的能力引起了试图理解语言和智力的科学家的兴趣。

[第 118 页]　1978 年，心理学家戴维·普瑞迈克和盖伊·伍德拉夫提出"黑猩猩是否有心智理论"的问题。此争论持续了几十年，托马塞洛、黑尔、卡尔、梅利斯等人的研究最终表明黑猩猩确实具有推断他人意图的基本能力（Hare，2006；Melis，2006；Tomasello，2005）。2008 年，卡尔和托马塞洛重新回顾了一篇开创性的论文《黑猩猩有心智理论吗》，并很好地总结了猿类心智理论的现有证据。

❼━● 暴力的历史

[第 134 页] 2007 年,有研究人员发现,幼年时期的虐待会增加青少年被捕的风险
(Lansford)。2020 年的一个研究小组报告称,幼年时期的创伤是晚年身心疾病的主要原因,
包括抑郁症等情绪障碍,并增加存在自杀观念的风险(Lippard)。

❾━● 扬声器的"线"

[第 157 页] 这个数字是有争议的,因为据报道,一个群体里黑猩猩的数量远远超过 50 只。
约翰·米塔尼在乌干达研究的这个群体一度扩大到超过 200 名成员。截至 2020 年初,该
群体正处于分裂过程中。

⓫━● 如果天气允许

[第 185 页] 傍人在 270 万年前进化出现,可能像人属的出现一样,也受到了相同寒冷期的影
响;但在随后的气候变化时期,对草的依赖可能导致了它们的灭绝(de Menocal,2014)。

[第 189 页] 2014 年,邦恩比较了早期人类与现代的狮子及豹子的捕猎偏好。他分析了在
坦桑尼亚奥杜瓦伊峡谷发现的羚羊、角马和瞪羚的尸体,这些尸体是约 200 万年前被当时
的人类(很可能是能人)带到那里并食用的。早期人类似乎更喜欢猎杀这些大型羚羊中的
成年羚羊,而大型猫科动物会猎杀任何年龄段的大型羚羊。对于小型羚羊,狮子倾向于捕
食壮年期的成年羚羊;而人类祖先只猎杀年老的羚羊,也许是因为要用长矛击中较小的目
标,年老的猎物速度才会更慢。

⓬━● 旧石器时代的生鲜吧

[第 197 页] 同位素是同一化学元素的不同变体,它们的中子数不同。通过分析深海地质
样本中存在的氧同位素,科学家可以追踪地球的温度变化。海洋同位素各阶段表明地球经
历了周期性的变暖和变冷。历史上我们的星球经历了五个主要的冰河时代,包括第四纪冰
河时代,我们现在仍然处于第四纪冰河时代(尽管目前的全球变暖危机可能永久地改变了
我们星球的进程,但从理论上讲,我们仍然处于冰河时代)。在整个冰河时期,地球在冰

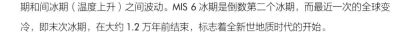
期和间冰期（温度上升）之间波动。MIS 6 冰期是倒数第二个冰期，而最近一次的全球变冷，即末次冰期，在大约 1.2 万年前结束，标志着全新世地质时代的开始。

[第 205 页] 2014 年，美国消费报告研究中心调查了 1000 名美国人对麸质的态度和行为。超过三分之一的受访者表示不吃麸质，而 63% 的人认为坚持无麸质饮食会改善身心健康。但该报告指出了不食用麸质会导致的多种潜在不利影响。无麸质食品的总营养成分通常更少，经常用大米粉代替小麦，有毒砷的摄入量也会增加。2015 年的一份报告发现，超过 10% 的人对麸质过敏，但他们并不对蛋白质过敏，目前人们对这种病例的病理生理学知之甚少（Fasano）。

⑮ 智人的未来

[第 245 页] 染色体是由蛋白质和DNA组成的细长结构。人类有 23 对染色体，其中有一对在男女之间是不同的，也就是性染色体，即X染色体和Y染色体，它们决定了生物体的性别。女性携带两条X染色体，男性携带一条X染色体和一条Y染色体。孩子们继承了父母各一半的染色体，其基因特征可以在父母的基因中有所选择，这增加了遗传多样性和一个物种的生存机会。然而，Y染色体没有可以调换洗牌的基因伙伴，除了突变外，其在男性中几乎保持世代不变。2018 年一篇论文的作者表明，父系氏族之间的斗争可能导致男性基因多样性的下降，在父系氏族中，家庭成员是通过父亲的血统决定的。那些在战争中获胜的父系氏族，Y染色体在祖父、父亲、儿子那里某种程度上会保持不变。在战败的氏族中，其Y染色体就会被消灭（Zeng）。

[第 249 页] 在瑞典一个名为厄韦尔卡利斯的小城市，查阅当地的收成、食品价格和地方记录的历史数据，有两份报告显示，如果祖父在 9 岁至 12 岁之间进食过量的食物，其孙子会较早死亡，其中包括糖尿病导致的死亡。这种潜在的表观遗传效应似乎只发生在男性谱系中，外孙女的死亡率不会随外祖父获得食物机会的不同而改变（Bygren，2001；Kaati，2002）。2018 年的一项研究使用了与该地区类似的方法，研究了 1874 年至 1910 年瑞典的农作物收成的数据，以评估祖父母获得食物的机会。研究人员发现，食物充足者的孙子比那些食物不充足者的孙子更容易死于癌症。

Photo and Illustration Credits

图片来源

书中插图大多由蒂姆·费尔普斯提供，以下注明的除外。

[第 4 页] 保罗·多恩的照片由圣迭哥动物园提供。

[第 15 页] 尼克·霍布古德拍摄的管状海绵照片，其使用权基于CC-BY-SA-3.0 协议。

[第 24 页] 埃迪卡拉纪海洋的生物照片，由瑞安·索玛拍摄，来自Flickr在线图片网站。

[第 38 页] 提克塔利克鱼的插图由田村信绘制。

[第 70 页] 霍洛韦实验室的照片由哥伦比亚大学人类学系拉尔夫·霍洛韦博士提供。

[第 74 页] 美国自然历史博物馆的立体模型。

[第 127 页和 128 页] 黑猩猩梳理毛发和巡逻的照片由约翰·米塔尼拍摄。

[第 138 页] 希姆和潘奇与刘易斯先生的照片，由生物多样性遗产图书馆提供，来自罗伯特·耶基斯和布兰奇·勒尼德的《黑猩猩的智力及其声音表达》第 17 页。

[第 175 页] 别利亚耶夫和狐狸的照片来自SSPUTNIK与Alamy Stock Photo。

[第 256 页] 大脑类器官的照片来自加州大学圣迭哥分校穆奥特里实验室。

Index

索引

Bibliography

参考文献

Aiello LC, Wheeler P. The Expensive-tissue hypothesis: the brain and the digestive system in human and primate evolution. Curr Anthropol. 1995 Apr;36(2):199–221.

Allman JM, Tetreault NA, Hakeem AY, Manaye KF, Semendeferi K, et al. The von Economo neurons in the frontoinsular and anterior cingulate cortex. Ann N Y Acad Sci. 2011 Apr;1225:59–71.

Almeling L, Hammerschmidt K, Sennhenn-Reulen H, Freund AM, Fischer J. Motivational shifts in aging monkeys and the origins of social selectivity. Curr Biol. 2016 Jul 11;26(13):1744–49.

Al-Shawaf L, Conroy-Beam D, Asao K, Buss DM. Human emotions: an evolutionary psychological perspective. Emot Rev. 2016 Feb 11;8(2):173–86.

Amen DG, Harris WS, Kidd PM, Meysami S, Raji CA. Quantitative erythrocyte omega-3 EPA plus DHA levels are related to higher regional cerebral blood flow on brain SPECT. J Alzheimers Dis. 2017;58:1189–99.

Ardila A. The evolutionary concept of "preadaptation" applied to cognitive neurosciences. Front Neurosci. 2016;10:103.

Arendt D, Bertucci PY, Achim K, Musser JM. Evolution of neuronal types and families. Curr Opin Neurobiol. 2019;56:144–52.

Arsuaga JL, Martínez I, Arnold LJ, Aranburu A, Gracia-Téllez A, et al. Neandertal roots: cranial and chronological evidence from Sima de los Huesos. Science. 2014 Jun 20;344(6190):1358–63.

Atkinson EG, Audesse AJ, Palacios JA, Bobo DM, Webb AE, et al. No evidence for recent selection at FOXP2 among diverse human populations. Cell. 2018 Sep 6;174(6):1424–35.

Barger N, Hanson KL, Teffer K, Schenker-Ahmed NM, Semendeferi K. Evidence for evolutionary spe-cialization in human limbic structures. Front Hum Neurosci. 2014;8(277):1–17.

Barger N, Stefanacci L, Schumann C, Sherwood C, Annese J, et al. Neuronal populations in the baso-lateral nuclei of the amygdala are differentially increased in humans compared to apes: a stereo-logical study. J Comp Neurol. 2012 Sep 1;520(13):3035–54.

Baron-Cohen S. The hyper-systemizing, assortative mating theory of autism. Prog
Neuropsychopharmacol Biol Psychiatry. 2006 Jul;30(5):865–72.

Begley S. Amid uproar, Chinese scientist defends creating gene-edited babies. STAT. 2018 Nov 28. Accessed 29 February 2020.

Bennett MR, Harris JW, Richmond BG, Braun DR, Mbua E, et al. Early hominin foot morphology based on 1.5-million-year-old footprints from Ileret, Kenya. Science. 2009 Feb 27;323(5918):1197–201.

Benton MJ. Hyperthermal-driven mass extinctions: killing models during the Permian-Triassic mass extinction. Philos Trans A Math Phys Eng Sci. 2018 Oct 13;376(2130).

Benton MJ. Vertebrate Palaeontology. 4th ed. Hoboken, NJ: Wiley-Blackwell; 2014.

Bering JM. A critical review of the "enculturation hypothesis": the effects of human rearing on great ape social cognition. Anim Cogn. 2004 Oct;7(4):201–12.

Berna F, Goldberg P, Horwitz LK, Brink J, Holt S, et al. Microstratigraphic evidence of in situ fire in the Acheulean strata of Wonderwerk Cave, Northern Cape province, South Africa. Proc Natl Acad Sci U S A. 2012 May 15;109(20):1215–20.

Berwick RC, Chomsky N. Why only us: Language and evolution. Cambridge, MA: The MIT Press; 2017.

Bianchi S, Stimpson CD, Bauernfeind AL, Schapiro SJ, Baze WB, et al. Dendritic morphology of pyra-midal neurons in the chimpanzee neocortex: regional specializations and comparison to humans. Cereb Cortex. 2013 Oct 23; 23(10):2429–36.

Boesch C. Cooperative hunting roles among Taï chimpanzees. Hum Nat. 2002 Mar; 13(1):27–46.

Bond M, Tejedor MF, Campbell KE Jr, Chornogubsky L, Novo N, Goin F. Eocene primates of South America and the African origins of New World monkeys. Nature. 2015 Apr 23;520(7548):538–41.

Bot M, Brouwer IA, Roca M, Kohls E, Penninx BWJH, et al; MooDFOOD Prevention Trial Investiga-tors. Effect of multinutrient supplementation and food-related behavioral activation therapy on prevention of major depressive disorder among overweight or obese adults with subsyndromal depressive symptoms: the MooDFOOD randomized clinical trial. JAMA. 2019 Mar 5; 321:858–68.

Brain CKB, Prave AR, Hoffmann KH, Fallick AE, Botha AJ, et al. The first animals:ca. 760-million-year-old sponge-like fossils from Namibia. S Afr J Sci. 2012 Jan; 108(1):658.

Braun DR, Pobiner BL, Thompson JC. An experimental investigation of cut mark production and stone tool attrition. J Arch Sci. 2008;35:1216–23.

Brown P, Sutikna T, Morwood MJ, Soejono RP, Jatmiko, et al. A new small-bodied hominin from the late Pleistocene of Flores, Indonesia. Nature. 2004 Oct 28; 431(7012):1055–61.

Brunet M, Guy F, Pilbeam D, Mackaye HT, Likius A, et al. A new hominid from the Upper Miocene of Chad, Central Africa. Nature. 2002 Jul 11;418(6894):145–51.

Bryson V, Vogel HJ, eds. Evolving Genes and Proteins. Cambridge, MA: Academic Press; 1965.

Bunn HT, Gurtov AN. Prey mortality profiles indicate that Early Pleistocene Homo at Olduvai was an ambush predator. Quat Int. 2014 Feb;322–323:44–53.

Bygren LO, Kaati G, Edvinsson, S. Longevity determined by paternal ancestors' nutrition during their slow growth period. Acta Biotheor. 2001 Mar;49(1):53–9.

Cacioppo S, Bianchi-Demicheli F, Frum C, Pfaus JG, Lewis JW. The common neural bases between sexual desire and love: a multilevel kernel density fMRI analysis. J Sex Med. 2012 Apr;9(4):1048–54.

Call J, Tomasello M. Does the chimpanzee have a theory of mind? 30 years later. Trends Cogn Sci. 2008 May;12(5):187–92.

Calvin CM, Batty GD, Der G, Brett CE, Taylor A, et al. Childhood intelligence in relation to major causes of death in 68 year follow-up: prospective population study. BMJ. 2017 Jun 28;357:j2708.

Chan EKF, Timmermann A, Baldi BF, Moore AE, Lyons RJ, et al. Human origins in a southern African palaeo-wetland and first migrations. Nature. 2019 Nov;575(7781):185–9.

Chang JP, Su KP, Mondelli V, Satyanarayanan SK, Yang HT, et al. High-dose eicosapentaenoic acid (EPA) improves attention and vigilance in children and adolescents with attention deficit hyperactivity disorder (ADHD) and low endogenous EPA levels. Transl Psychiatry. 2019;9(1):303.

Chen F, Du M, Blumberg JB, Ho Chui KK, Ruan M, et al. Association among dietary supplement use, nutrient intake, and mortality among U.S. adults: a cohort study. Ann Intern Med. 2019;170(9):604–13.

Chester SG, Bloch JI, Boyer DM, Clemens WA. Oldest known euarchontan tarsals and affinities of Paleocene Purgatorius to Primates. Proc Natl Acad Sci U S A. 2015 Feb 3;112(5):1487–92.

Consumer Reports. 6 Truths about a gluten free diet. 2014 Nov; Available at: https:// www.

consumerreports.org/cro/magazine/2015/01/will-a-gluten-free-diet-reallymake-you-healthier/ index.htm.

Crawford MA, Sinclair AJ. The accumulation of arachidonate and docosahexaenoate in the developing rat brain. J Neurochem. 1972 Jul;19(7):1753–8.

D'Anastasio R, Wroe S, Tuniz C, Mancini L, Cesana DT, et al. Micro-Biomechanics of the Kebara 2 Hyoid and Its Implications for Speech in Neanderthals. PLoS One. 2013 Dec 18; 8(12).

Dart R. Australopithecus africanus: the Man-Ape of South Africa. Nature. 1925 Feb; 115(2884):195–9.

Darwin C. The Descent of Man, and Selection in Relation to Sex. London, England; John Murray: 1871.

Darwin C. The Expression of the Emotions in Man and Animals. London, England; John Murray: 1872.

DeCasien AR, Williams SA, Higham JP. Primate brain size is predicted by diet but not sociality. Nat Ecol Evol. 2017 Mar 27;1(5):112.

Degioanni A, Bonenfant C, Cabut S, Condemi S. Living on the edge: was demographic weakness the cause of Neanderthal demise? PLoS One. 2019;14(5):e0216742.

deMenocal PB. New evidence shows how human evolution was shaped by climate. Sci Am. 2014 Sep; Available at: https://www.scientificamerican.com/article/ new-evidence-shows-how-human-evolution-was-shaped-by-climate/. Accessed 25 February 2020.

Demuth JP, De Bie T, Stajich JE, Cristianini N, Hahn MW. The evolution of mammalian gene families. PLoS One. 2006 Dec 20;1:e85.

Dennis MY, Nuttle X, Sudmant PH, Antonacci F, Graves TA, et al. Evolution of human-specific neural SRGAP2 genes by incomplete segmental duplication. Cell. 2012 May 11;149(4):912–22.

Derbyshire E. Brain health across the lifespan: a systematic review on the role of omega-3 fatty acid supplements. Nutrients. 2018 Aug 15;10(8):1094.

Détroit F, Mijares AS, Corny J, Daver G, Zanolli C, et al. A new species of Homo from the late Pleistocene of the Philippines. Nature. 2019 Apr;568(7751):181–6.

De Vynck JC, Anderson R, Atwater C, Cowling RM, Fisher EC, et al. Return rates from intertidal foraging from Blombos Cave to Pinnacle Point: understanding early human economies. J Hum Evol. 2016 Mar;92:101–15.

de Waal F. Bonobo: The forgotten ape. University of California Press: Berkeley, CA; 1997.

de Waal F. The Bonobo and the Atheist. W.W. Norton and Company: New York, NY; 2013.

di Pellegrino G, Fadiga L, Fogassi L, Gallese V, Rizzolatti G. Understanding motor events: a neurophysiological study. Exp Brain Res. 1992;91:176–80.

Dodd MS, Papineau D, Grenne T, Slack JF, Rittner M, et al. Evidence for early life in Earth's oldest hydrothermal vent precipitates. Nature. 2017 Mar 1; 543(7643):60–4.

Dunbar RI. Co-evolution of neocortex size, group size and language in humans. Behav Brain Sci. 1993;16(4):681–735.

Dunbar RI. Group size, vocal grooming and the origins of language. Psychon Bull Rev. 2017 Feb;24(1):209–12.

Dunbar RI. How conversations around campfires came to be. Proc Natl Acad Sci U S A. 2014 Sep 30;111(39):14013–4.

Dunbar RI. The social brain hypothesis. Evol Anthro. 1998;6(5):178–90.

Dunbar RI, Baron R, Frangou A, Pearce E, van Leeuwen EJ, et al. Social laughter is correlated with an elevated pain threshold. Proc Biol Sci. 2012 Mar 22; 279(1731):1161–7.

Dyall SC. Long-chain omega-3 fatty acids and the brain: a review of the independent and shared effects of EPA, DPA and DHA. Front Aging Neurosci. 2015 Apr 21; 7:52.

Dyerberg J, Bang HO, Stoffersen E, Moncada S, Vane JR. Eicosapentaenoic acid and prevention of thrombosis and atherosclerosis? Lancet. 1978 Jul 15;2(8081):117–9.

Ekman P, Friesen WV. Measuring facial movement with the facial action coding system. In: Ekman P, editor. Emotion in the Human Face. 2nd ed. Cambridge, UK: Cambridge University Press; 2015;178–211.

Ekman P, Friesen WV, Ellsworth P. What emotion categories or dimensions can observers judge from facial behavior? In: Ekman P, editor. Emotion in the Human Face. 2nd ed. Cambridge, UK: Cambridge University Press; 2015;39–55.

Elston GN. Cortex, cognition and the cell: new insights into the pyramidal neuron and prefrontal function. Cereb Cortex. 2003;13(11):1124–38.

Enard W, Przeworski M, Fisher SE, Lai CS, Wiebe V, et al. Molecular evolution of FOXP2, a gene involved in speech and language. Nature. 2002 Aug 22; 418:869–72.

Everett D. Did Homo erectus speak? Aoen.co. 2018; Available at: https://aeon.co/essays/tools-and-voyages-suggest-that-homo-erectus-invented-language.

Falk D, Zollikofer CP, Morimoto N, Ponce de León MS. Metopic suture of Taung (Australopithecus africanus) and its implications for hominin brain evolution. PNAS. 2012 May 29;109(22):8467–70.

Falk D, Zollikofer CPE, Ponce de León M, Smendeferi K, Alatorre Warren JL, Hopkins WD. Identification of in vivo Sulci on the External Surface of Eight Adult Chimpanzee Brains: implications for Interpreting Early Hominin Endocasts. Brain Behav Evol. 2018;91(1):45–58.

Fasano A, Sapone A, Zevallos V, Schuppan D. Nonceliac gluten sensitivity. Gastroenterology. 2015 May;148(6):1195–204.

Ferraro JV, Plummer TW, Pobiner BL, Oliver JS, Bishop LC, et al. Earliest Archaeological Evidence of Persistent Hominin Carnivory. PLoS One. 2013; 8(4).

Fiddes IT, Lodewijk GA, Mooring M, Bosworth CM, Ewing AD, et al. Human-Specific NOTCH2NL Genes Affect Notch Signaling and Cortical Neurogenesis. Cell. 2018 May 31;173(6):1356–69.

Forsyth A, Deane FP, Williams P. A lifestyle intervention for primary care patients with depression and anxiety: a randomised controlled trial. Psychiatry Res. 2015 Dec 15;230:537–44.

Frängsmyr T. Linnaeus: The man and his work. Berkeley, CA: University of California Press; 1983.

Fitch WT, de Boer B, Mathur N, Ghazanfar AA. Monkey vocal tracts are speech-ready. Sci Adv. 2016 Dec 9;2(12).

Fox D. What sparked the cambrian explosion? Nature mag. 2016 Feb 16; Available at: https://www.scientificamerican.com/article/what-sparked-the-cambrianexplosion1/. Accessed 31 January 2020.

Furuichi T. Female contributions to the peaceful nature of bonobo society. Evol Anthropol. 2011 Jul–Aug;20(4):131–42.

Gabbatiss J. The Monkeys That Sailed Across the Atlantic to South America. BBC.com. 2016 Jan 26; Available at: http://www.bbc.com/earth/story/20160126-the-monkeys-that-sailed-across-the-atlantic-to-south-america. Accessed 11 February 2020.

Galbete C, Kröger J, Jannasch F, Igbal K, Schwingshackl L, et al. Nordic diet, Mediterranean diet, and the risk of chronic diseases: the EPIC-Potsdam study. BMC Med. 2018 Jun 27;16(1):99.

Gazzaniga M. Human: The science behind what makes us unique. New York, NY: Ecco; 2008.

Genty E, Zuberbühler K. Spatial reference in a bonobo gesture. Curr Biol. 2014 Jul 21;24(14):1601–05.

Ghaemi N. A first-rate madness: Uncovering the links between leadership and mental illness. London, UK: Penguin Books; 2012.

Gilbert SL, Dobyns WB, Lahn BT. Genetic links between brain development and brain evolution. Nat Rev Genet. 2005 Jul;6(7):581–90.

Goffinet AM. The evolution of cortical development: the synapsid-diapsid divergence. Development. 2017 Nov 15;144(22):4061–77.

Goodall H. In the shadow of man. New York, NY: Collins; 1971.

Goodall J. My friends, the wild chimpanzees. Washington, DC: National Geographic Society; 1967.

Gómez JM, Verdú M, González-Megías A, Méndez M. The phylogenetic roots of human lethal violence. Nature. 2016 Oct 13;538(7624):233–7.

Gómez-Robles A, Hopkins WD, Schapiro SJ, Sherwood C. The heritability of chimpanzee and human brain asymmetry. Proc Biol Sci. 2016 Dec 28;283(1845).

Gonçalves B, Perra N, Vespignani A. Modeling users' activity on twitter networks: validation of dunbar's number. PLoS One. 2011;6(8).

Gorman J. Lab chimps are moving to sanctuaries—slowly. The New York Times. 2017 Nov 7; Available at: https://www.nytimes.com/2017/11/07/science/chimps-sanctuaries-research.html. Accessed 18 February 2020.

Gould SJ, Vrba ES. Exaptation-A missing term in the science of form. Paleobiology. 1982;8(1):4–15.

Guu TW, Mischoulon D, Sarris J, Hibbein J, McNamara RK, et al. International society for nutritional psychiatry research practice guidelines for omega-3 fatty acids in the treatment of major depressive disorder. Psychother Psychosom. 2019;88(5):263–73.

Haines AN, Flajnik MF, Rumfelt LL, Wourms JP. Immunoglobulins in the eggs of the nurse shark, Ginglymostoma cirratum. Dev Comp Immunol. 2005; 29(5):417–30.

Hambrick DZ, Tucker-Drob EM. The genetics of music accomplishment: evidence for gene-environment correlation and interaction. Psychon Bull Rev. 2015 Feb; 22(1):112–20.

Hamilton WD. Geometry for the selfish herd. J Theor Biol. 1971 May;31(2):295–311. Hare B, Brown M, Williamson C, Tomasello M. The domestication of social cognition in dogs. Science. 2002 Nov 22;298(5598):1634–6.

Hare B, Call J, Tomasello M. Chimpanzees deceive a human by hiding. Cognition. 2006 Oct;101:495–514.

Hare B, Melis AP, Woods V, Hastings S, Wrangham R. Tolerance allows bonobos to outperform chimpanzees on a cooperative task. Curr Biol. 2007 Apr 3;17(7):619–23.

Harmand S, Lewis JE, Feibel CS, Lepre CJ, Prat S, et al. 3.3-million-year-old stone tools from Lomekwi 3, West Turkana, Kenya. Nature. 2015 May 21; 521(7552):310–5.

Harris S. The mystery of consciousness. SamHarris.org. 2011.

Hatala KG, Roach NT, Ostrofsky KR. Footprints reveal direct evidence of group behavior and locomotion in Homo erectus. Sci Rep. 2016 Jul 12;6.

Hattori Y, Tomonaga M. Rhythmic swaying induced by sound in chimpanzees (Pan troglodytes). PNAS. 2019 Dec 23.

Hawks J, Wang ET, Cochran GM, Harpending HC, Moyzis RK. Recent acceleration of human adaptive evolution. PNAS. 2007 Dec 26;104(52):20753–8.

Hecht EE, Gutman DA, Bradley BA, Preuss TM, Stout D. Virtual dissection and comparative connectivity of the superior longitudinal fasciculus in chimpanzees and humans. Neuroimage. 2015 Mar;108:124–37.

Hecht EE, Gutman DA, Khreisheh N, Taylor SV, Kilner J, et al. Acquisition of Paleolithic toolmaking abilities involves structural remodeling to inferior frontoparietal regions. Brain Struct Funct. 2013 Sep 27;220:2315–31.

Heide M, Haffner C, Murayama A, Kurotaki Y, Shinohara H, et al. Human-specific ARHGAP11B increases size and folding of primate neocortex in the fetal marmoset. Science. 2020 July 30;369(6503):546–50.

Henshilwood CS, d'Errico F, van Niekerk KL, Dayet L, Queffelec A, Pollarolo L. An abstract drawing from the 73,000-year-old levels at Blombos Cave, South Africa. Nature. 2018 Oct;562(7725):115–8.

Herrmann E, Call J, Hernàndez-Lloreda MV, Hare B, Tomasello M. Humans have evolved specialized skills of social cognition: the cultural intelligence hypothesis. Science. 2007 Sep 7;317(5843):1360–6.

Herschy B, Whicher A, Camprubi E, Watson C, Dartnell L, et al. An origin-oflife reactor to simulate alkaline hydrothermal vents. J Mol Evol. 2014 Dec; 79(5-6):213–27.

Hill RA, Dunbar RI. Social network size in humans. Hum Nat. 2003 Mar; 14(1):53–72.

Hobaiter C, Byrne RW. The meanings of chimpanzee gestures. Curr Biol. 2014 Jul 21;24(14):1596–600.

Hoffmann DL, Standish CD, García-Diez M, Pettitt PB, Milton JA, et al. U-Th dating of carbonate crusts reveals Neandertal origin of Iberian cave art. Science. 2018 Feb 23;359(6378):912–5.

Hoffman HJ. The Permian extinction—when life nearly came to an end. Nat Geo. https://www.nationalgeographic.com/science/prehistoric-world/permian extinction/. Accessed 20 January 2020.

Holden C. Paul MacLean and the triune brain. Science. 1979 Jun 8; 204(4397):1066–8.

Holloway RL, Hurst SD, Garvin HM, Schoenemann PT, Vanti WB, et al. Endocast morphology of Homo naledi from the Dinaledi Chamber, South Africa. Proc Natl Acad Sci U S A. 2018 May 29;115(22):5738–43.

Homer. The Iliad. London, UK: Penguin Classics; 1998.

Homer. The Odyssey. London, UK: Penguin Classics; 1999.

Houle A. Floating islands: a mode of long-distance dispersal for small and medium sized terrestrial vertebrates. Divers Distrib. 1998 Jan;4(5):201–16.

Hrvoj-Mihic B, Bienvenu T, Stefanacci L, Muotri AR, Semendeferi K. Evolution, development, and plasticity of the human brain: from molecules to bones. Front Hum Neurosci. 2013 Oct 30;7:707.

Hublin JJ, Neubauer S, Gunz P. Brain ontogeny and life history in Pleistocene hominins. Philos Trans R Soc Lond B Biol Sci. 2015 Mar 5;370(1663).

Huff CD, Xing J, Rogers AR, Witherspoon D, Jorde LB. Mobile elements reveal small population size in the ancient ancestors of Homo sapiens. Proc Natl Acad Sci U S A. 2010 Feb 2;107(5):2147–52.

Izard CE. Emotion theory and research: highlights, unanswered questions, and emerging issues. Annu Rev Psychol. 2009;60:1–25.

Jacka FN. Lifestyle factors in preventing mental health disorders: an interview with Felice Jacka. BMC Med. 2015;13:264.

Jacka FN, O'Neil A, Opie R, Itsiopoulos C, Cotton S, et al. A randomised controlled trial of dietary improvement for adults with major depression (the 'SMILES' Trial). BMC Med. 2017 Jan 30;15:23.

the Jane Goodall Institute UK. Toolmaking. Available at: https://www.janegoodall.org. uk/chimpanzees/chimpanzee-central/15-chimpanzees/chimpanzee-central/ toolmaking. Accessed 15 February 2020.

Kaas JH. Why is brain size so important: design problems and solutions as neocortex gets bigger or smaller. Brain and Mind. 2000;1:7–23.

Kaas JH, Balaram P. Current research on the organization and function of the visual system in primates. Eye Brain. 2014;6(1):1–4.

Kaati G, Bygren LO, Edvinsson S. Cardiovascular and diabetes mortality determined by nutrition during parents' and grandparents' slow growth period. Eur. J. Hum. Genet. 2002 Nov;10(11):682–8.

Kaati G, Bygren LO, Pembrey M, Sjöström M. Transgenerational response to nutrition, early life circumstances and longevity. Eur. J. Hum. Genet. 2007 Jul;15,784–90.

Kaminski J, Bräuer J, Call J, Tomasello, M. Domestic dogs are sensitive to a human's perspective. Behaviour. 2009 Jul;146(7):979–98.

Kappeler PM, Watts DP. Long-term field studies of primates. New York, NY: Springer Publishing; 2012.

Karmin M, Saag L, Vicente M, Wilson Sayres MA, Järve M, et al. A recent bottleneck of Y chromosome diversity coincides with a global change in culture. Genome Res. 2015 Apr;25(4):459–66.

Kendler KS, Larsson Lönn S, Morris NA, Sundquist J, Långström N, Sundquist K. A Swedish national adoption study of criminality. Psychol Med. 2014 Jul; 44(9):1913–25.

Khan SU, Khan MU, Riaz H, Valavoor S, et al. Effects of nutritional supplements and dietary interventions on cardiovascular outcomes: an umbrella review and evidence map. Ann Intern Med. 2019 Aug 6;171(3):190–8.

King B. How Animals Grieve. Chicago, IL: University of Chicago Press; 2013.

King B. The Orca's Sorrow. Sci Am. 2019 Mar; Available at: https://www.scientificamerican.com/article/the-orcas-sorrow/.

Kniffin KM, Wilson DS. Utilities of gossip across organizational levels: multilevel selection, free-riders, and teams. Hum Nat. 2005 Sep;16(3):278–92.

Knoll AH, Walter MR, Narbonne GM, Christie-Blick N. The Ediacaran period: a new addition to the geologic time scale. Lethaia. 2007 Jan 2;39:13–30.

Koch C. Will Machines Ever Become Conscious? Sci Am. 2019 Dec 1. https://www.scientificamerican.com/article/will-machines-ever-become-conscious/. Accessed 20 January 2020.

Kromhout D, Bosschieter EB, de Lezenne Coulander C. The inverse relation between fish consumption and 20-year mortality from coronary heart disease. N Engl J Med. 1985 May 9;312(19):1205–9.

Krupenye C, Kano F, Hirata S, Call J, Tomasello M. Great apes anticipate that other individuals will act according to false beliefs. Science. 2016 Oct 7; 354(6308):110–4.

Kruska D. Comparative quantitative investigations on brains of wild cavies and guinea pigs: a contribution to size changes of CNS structures due to domestication. Mammalian Biology. 2014;79:230–9.

Külzow N, Witte AV, Kerti L, Grittner U, Schuchardt JP, et al. Impact of Omega-3 Fatty Acid Supplementation on Memory Functions in Healthy Older Adults. J Alzheimers Dis. 2016;51(3):713–25.

Laland K. These amazing creative animals show why humans are the most innovative species of all.

TheConversation.com. 2017; Available at: https://theconversation.com/these-amazing-creative-animals-show-why-humansare-the-most-innovative-species-of-all-75515. Accessed 20 January 2020.

Lane N. The Vital Question. New York, NY: W. W. Norton & Company; 2015.

Lansford JE, Miller-Johnson S, Berlin LJ, Dodge KA, Bates JE, Pettit GS. Early physical abuse and later violent delinquency: a prospective longitudinal study. Child Maltreat. 2007 Aug;12(3):233–45.

Lee TH, Hoover RL, Williams JD, Sperling RI, Ravalese J, et al. Effect of dietary enrichment with eicosapentaenoic and docosahexaenoic acids on in vitro neutrophil and monocyte leukotriene generation and neutrophil function. N Engl J Med. 1985 May 9;9;312(19):1217–24.

Lippard ET, Nemeroff CB. The devastating clinical consequences of child abuse and neglect: increased disease vulnerability and poor treatment response in mood disorders. Am J Psychiatry. 2020 Jan 1;177(1):20–36.

Liu X, Somel M, Tang L, Yen Z, Jiang X, et al. Extension of cortical synaptic development distinguishes humans from chimpanzees and macaques. Genome Res. 2012 Apr; 22(4):611–22.

Lu ZX, Huang Q, Su B. Functional characterization of the human-specific (type II) form of kallikrein 8, a gene involved in learning and memory. Cell Res. 2009 Feb;19(2):259–67.

Lu ZX, Peng J, Su B. A human-specific mutation leads to the origin of a novel splice form of neuropsin (KLK8), a gene involved in learning and memory. Hum Mutat. 2007 Oct; 28(10):978–84.

Magadum S, Banerjee V, Murvgan P, Gangapur D, Ravikesavan R. Gene duplication as a major force in evolution. J Genet. 2013 Apr;92(1):155–61.

Manninen S, Tuominen L, Dunbar RI. Social laughter triggers endogenous opioid release in humans. J Neurosci. 2017 Jun 21;37(25):6125–31.

Maor R, Dayan T, Ferguson-Gow H, Jones KE. Temporal niche expansion in mammals from a nocturnal ancestor after dinosaur extinction. Nat Ecol Evol. 2017 Dec;1(12):1889–95.

Marean CW. The transition to foraging for dense and predictable resources and its impact on the evolution of modern humans. Philos Trans R Soc Lond B Biol Sci. 2016 Jul 5;37.

Marean CW. When the Sea Saved Humanity. Scientific American. 2016 Oct; Available at: https://www.scientificamerican.com/article/when-the-sea-savedhumanity1/.

Marean CW, Bar-Matthews M, Bernatchez J, Fisher E, Goldberg P, et al. Early human use of marine resources and pigment in South Africa during the Middle Pleistocene. Nature. 2007 Oct

18;449:905–9.

Martin D. H. Bentley Glass, Provocative Science Theorist, Dies at 98. The New York Times. 2005 Jan 20; Available at: https://www.nytimes.com/2005/01/20/science/h-bentley-glass-provocative-science-theorist-dies-at-98.html. Accessed 29 January 2020.

Martinac B, Saimi Y, Kung C. Ion channels in microbes. Physiol Rev. 2008 Oct; 88(4):1449–90.

Marques-Bonet T, Kidd JM, Ventura M, Graves TA, Cheng Z, et al. A burst of segmental duplications in the genome of the African great ape ancestor. Nature. 2009 Feb 12;457(7231):877–81.

Matacic C, Erard M. Can these birds explain how language first evolved? Science. 2018 Aug 2; Available at:https://www.sciencemag.org/news/2018/08/can-thesebirds-explain-how-language-first-evolved. Accessed 20 January 2020.

McGrew WC. Savanna chimpanzees dig for food. PNAS. 2007 Dec 4;104(49): 19167–8.

Melis AP, Call J, Tomasello M. Chimpanzees conceal visual and auditory information from others. J Comp. Psychol. 2006 May;120:154–62.

Mittnik A, Massy K, Knipper C, Wittenborn F, Friedrich R, et al. Kinship-based social inequality in Bronze Age Europe. Science. 2019 Nov 8;366(6466):731–4.

Miyagawa S, Berwick RC, Okanoya K. The emergence of hierarchical structure in human language. Front Psychol. 2013 Feb 20;4:71.

Møller AP, Erritzøe J. Brain size in birds is related to traffic accidents. R Soc Open Sci. 2017 Mar 29;4(3):161040.

Mozzi A, Forni D, Clerici M, Pozzoli U, Mascheretti S, et al. The evolutionary history of genes involved in spoken and written language: beyond FOXP2. Sci Rep. 2016 Feb 25; 6:22157.

Muir J. The Story of My Boyhood and Youth. Boston, MA: Houghton Mifflin Company; 1913.

Natalia KG, Roach NT, Ostrofsky KR, Wunderlich RE, et al. Footprints reveal direct evidence of group behavior and locomotion in Homo erectus. Sci Rep. 2016;6:28766.

Nature Education. "Ion Channel." Scitable. 2014; Available at: https://www.nature.com/scitable/topicpage/ion-channel-14047658/. Accessed 31 January 2020.

Opie RS, O'Neil A, Jacka FN, Pizzinga J, Itsiopoulos C. A modified Mediterranean dietary intervention for adults with major depression: dietary protocol and feasibility data from the SMILES trial. Nutr Neurosci. 2018 Sep;21:487–501.

Palomero-Gallagher N, Zilles K. Differences in cytoarchitecture of Broca's region between human, ape and macaque brains. Cortex. 2019 Sep;118:132–53.

Pardo JD, Szostakiwsky M, Ahlberg PE, Anderson JS. Hidden morphological diversity among early tetrapods. Nature. 2017 Jun 29;546(7660):642–5.

Pargeter J, Khreisheh N, Stout D. Understanding stone tool-making skill acquisition: experimental methods and evolutionary implications. J Hum Evol. 2019 Aug;133:146–66.

Pascal R, Pross A, Sutherland JD. Towards an evolutionary theory of the origin of life based on kinetics and thermodynamics. Open Biol. 2013 Nov 6;3(11):130156.

Patel BH, Percivalle C, Ritson DJ, Duffy CD, Sutherland JD. Common origins of RNA, protein and lipid precursors in a cyanosulfidic protometabolism. Nat Chem. 2015 Apr 7;7(4):301–7.

Pearce E, Stringer C, Dunbar R. New insights into differences in brain organization between Neanderthals and anatomically modern humans. Proc Biol Sci. 2013 Mar;280(1758).

Penn JL, Deutsch C, Payne JL, Sperling EA. Temperature-dependent hypoxia explains biogeography and severity of end-Permian marine mass extinction. Science. 2018 Dec 7;362(6419).

Phillipson BE, Rothrock DW, Connor WE, Harris WS, Illingworth DR. Reduction of plasma lipids, lipoproteins, and apoproteins by dietary fish oils in patients with hypertriglyceridemia. N Engl J Med. 1985 May 9;312(19):1210–6.

Pinker S. The better angels of our nature: Why violence has declined. London, UK: Penguin Books; 2012.

Pinker S. The language instinct: How the mind creates language. New York, NY: William Morrow & Co; 1994.

Pobiner B. New actualistic data on the ecology and energetics of hominin scavenging opportunities. J Hum Evol. 2015 Mar;80:1–16.

Pobiner BL, Rogers MJ, Monahan CM, Harris WJK. New evidence for hominin carcass processing strategies at 1.5 Ma, Koobi Fora, Kenya. J Hum Evol. 2008 Jul; 55:103–30.

Portavella M, Torres B, Salas C. Avoidance response in goldfish: emotional and temporal involvement of medial and lateral telencephalic pallium. J Neurosci. 2004 Mar 4;24(9):2335–42.

Progovac L. Untitled review of the book Why only us? Language and evolution. Language. 2016;92(4):992–6.

Raghanti MA, Edler MK, Stephenson AR, Munger EL, Jacobs B, et al. A neurochemical hypothesis for the origin of hominids. Proc Natl Acad Sci U S A. 2018 Feb 6;115(6):E1108–E1116.

Redman LM, Smith SR, Burton JH, Martin CK, Il'yasova D, Ravussin E. Metabolic slowing and reduced oxidative damage with sustained caloric restriction support the rate of living and oxidative damage theories of aging. Cell Metab. 2018 Apr 3;3;27(4):805–5.e4.

Roach NT, Venkadesan M, Rainbow MJ, Lieberman DE. Elastic energy storage in the shoulder and the evolution of high-speed throwing in Homo. Nature. 2013 Jun 27;498(7455):483–6.

Rodríguez-Hidalgo A, Morales JI, Cebrià A, Courtenay LA, Fernández-Marchena JL, et al. The Châtel-perronian Neanderthals of Cova Foradada (Calafell, Spain) used imperial eagle phalanges for symbolic purposes. Sci Adv. 2019 Nov 1;5(11).

Sekar A, Bialas AR, de Rivera H, Davis A, Hammond TR, et al. Schizophrenia risk from complex variation of complement component 4. Nature. 2016 Feb 11; 530(7589):177–83.

Seymour RS, Bosiocic V, Snelling EP, Chikezie PC, Hu Q, et al. Cerebral blood flow rates in recent great apes are greater than in Australopithecus species that had equal or larger brains. Proc Biol Sci. 2019 Nov 20;286(1915):20192208.

Rothman J. Daniel Dennett's Science of the Soul. The New Yorker. 2017 Mar 20; Available at: https://www.newyorker.com/magazine/2017/03/27/danieldennetts-science-of-the-soul. Accessed 20 January 2020.

Sarich VM, Wilson AC. Immunological time scale for hominid evolution. Science. 1967 Dec 1;158(3805):1200–3.

Sayol F, Maspons J, Lapiedra O, Iwaniuk AN, Székely T, Sol D. Environmental variation and the evolution of large brains in birds. Nature Commun. 2016 Dec 22;7(13971).

Schirrmeister BE, Gugger M, Donoghue PC. Cyanobacteria and the great oxidation event: evidence from genes and fossils. Palaeontology. 2015 Sep;58(5):769–85.

Schmelz M, Grueneisen S, Kabalak A, Jost J, Tomasello M. Chimpanzees return favors at a personal cost. Proc Natl Acad Sci U S A. 2017 Jul 11;114(28):7462–67.

Semendeferi K, Armstrong E, Schleicher A, Zilles K, Van Hoesen GW. Limbic frontal cortex in hominoids: a comparative study of area 13. Am J Phys Anthropol. 1998 Jun;106:129–55.

Semendeferi K., Damasio H, Frank R, Van Hoesen GW. The evolution of the frontal lobes: a volumetric analysis based on three-dimensional reconstructions of magnetic resonance scans of human and ape brains. Journal of Human Evolution. 1997 Apr;32(4):375–88.

Semendeferi K, Lu A, Schenker N, Damasio H. Humans and great apes share a large frontal cortex.

Nat Neurosci. 2002 Mar;5(3):272–6.

Semendeferi K, Schleicher A, Zilles K, Armstrong E, Van Hoesen, GW. Prefrontal cortex in humans and apes: a comparative study of area 10. American Journal of Physical Anthropology. 2001;114(3):224–41.

Semendeferi K, Teffer K, Buxhoeveden DP, Park MS, Bludau S, et al. Spatial organization of neurons in the prefrontal cortex sets humans apart from great apes. Cereb Cortex. 2011 Jul;21:1485–97.

Schenker NM, Buxhoeveden DP, Blackmon WL, Amunts K, Zilles K, Semendeferi K. A comparative quantitative analysis of cytoarchitecture and minicolumnar organization in Broca's area in humans and great apes. J Comp Neurol. 2008 Sep 1;510(1):117–28.

Shen J, Chen J, Algeo TJ, Yuan S, Feng Q, et al. Evidence for a prolonged PermianTriassic extinction interval from global marine mercury records. Nat Commun.2019 Apr 5;10(1):1563.

Shennan S, Downey S, Timpson A, Edinborough K, Colledge S, et al. Regional population collapse followed initial agriculture booms in mid-Holocene Europe. Nat Commun. 2013 Oct 1;4(2486).

Shubin N. Your inner fish: A journey into the 3.5-billion-year history of the human body. New York, NY: Pantheon; 2008.

Shultz S, Nelson E, Dunbar RIM. Hominin cognitive evolution: identifying patterns and processes in the fossil and archaeological record. Philos Trans R Soc Lond B Biol Sci. 2012 Aug 5;367(1599):2130–40.

Sliwa J, Freiwald WA. A dedicated network for social interaction processing in the primate brain. Science. 2017 May 19:356(6339):745–9.

Smith EI, Jacobs Z, Johnsen R, Ren M, Fisher EC, et al. Humans thrived in South Africa through the Toba eruption about 74,000 years ago. Nature. 2018 Mar 22; 555(7697):511–5.

Sniekers S, Stringer S, Watanabe K, Jansen PR, Coleman JRI, et al. Genome-wide association meta-analysis of 78,308 individuals identifies new loci and genes influencing human intelligence. Nat Genet. 2017 Jul;49(7):1107–12.

Steele EJ, Al-Mufti S, Augustyn KA, Chandrajith R, Coghlan SG, et al. Cause of Cambrian Explosion—Terrestrial or Cosmic? Prog Biophys Mol Biol. 2018 Aug; 136:3–23.

Stephenson-Jones M, Samuelsson E, Ericsson J, Robertson B, Grillner S. Evolutionary conservation of the basal ganglia as a common vertebrate mechanism for action selection. Curr Biol. 2011 Jul 12;21(13):1081–91.

Stetka B. The Best Diet for Your Brain. Sci Am. 2016 Mar; Available at: https://www.scientificameri-can.com/article/the-best-diet-for-your-brain/.

Stetka B. Cocktail of brain chemicals may be a key to what makes us human. Sci Am. 2018 Jan 24; Available at: https://www.scientificamerican.com/article/cocktail-of-brain-chemicals-may-be-a-key-to-what-makes-us-human/. Accessed 20 January 2020.

Stetka B. Food for thought: do we owe our large primate brains to a passion for fruit? Sci Am. 2017 Mar 27; Available at: https://www.scientificamerican.com/article/

food-for-thought-do-we-owe-our-large-primate-brains-to-a-passion-for-fruit/.Accessed 20 January 2020.

Stetka B. Lab-grown "mini brains" can now mimic the neural activity of a preterm infant. Sci Am. 2019 Jan 24; Available at: https://www.scientificamerican.

com/article/lab-grown-mini-brains-can-now-mimic-the-neural-activityof-a-preterm-infant/. Accessed 20 January 2020.

Stetka B. Monkeys have a specialized brain network for sizing up others' actions. Sci Am. 2017 May 18; Available at: https://www.scientificamerican.com/

article/monkeys-have-a-specialized-brain-network-for-sizing-up-othersrsquo-actions/. Accessed 20 January 2020.

Stetka B. Steven Pinker: This is history's most peaceful time—New study: "Not so fast." Sci Am. 2017 Nov 9; Available at: https://www.scientificamerican.com/

article/steven-pinker-this-is-historys-most-peaceful-time-new-study-not-sofast/. Accessed 20 January 2020.

Stevens NJ, Seiffert ER, O'Connor PM, Roberts EM, Schmitz MD, et al. Palaeontological evidence for an Oligocene divergence between Old World monkeys and apes. Nature. 2013 May 15;497:611–4.

Stout D, Hecht EE. Evolutionary neuroscience of cumulative culture. PNAS. 2017 Jul 25;114(30):7861–8.

Stout D, Hecht EE, Khreisheh N, Bradley B, Chaminade T. Cognitive demands of lower Paleolithic toolmaking. Plos One. 2015 Apr 15; 10:e0121804.

Surbeck M, Boesch C, Crockford C, Thompson ME, Furuichi T, et al. Males with a mother living in their group have higher paternity success in bonobos but not chimpanzees. Curr Biol. 2019 May 20;29(10).

Suzuki IK, Gacquer D, Van Heurck R, Kumar D, Wojno M, et al. Human-specific NOTCH2NL genes expand cortical neurogenesis through delta/notch regulation. Cell. 2018 May 31;31;173(6):1370–84.

Takahashi K, Yamanaka S. Induction of pluripotent stem cells from mouse embryonic and adult fibroblast cultures by defined factors. Cell. 2006 Aug 25;126(4):663–76.

Tan J, Hare B. Bonobos share with strangers. PLoS One. 2013;8(1):e51922.

Teffer D, Buxhoeveden D, Stimpson CD, Fobbs AJ, Schapiro SJ, et al. Developmental changes in the spatial organization of neurons in the neocortex of humans and chimpanzees. J Comp Neurol. 2013;521:4249–59.

Tian R, Gachechiladze MA, Ludwig CH, Laurie MT, Hong JY, et al. CRISPR interference-based platform for multimodal genetic screens in human iPSCderived neurons. Neuron. 2019 Oct 23;104(2):239–55.e12.

Tiihonen J, Rautiainen MR, Ollila HM, Repo-Tilhonen E, Virkkunen M, et al. Genetic background of extreme violent behavior. Mol Psychiatry. 2015 Jun;20(6):786–92.

Tomasello M. The ontogeny of cultural learning. Curr Opin Psychol. 2016 Apr;8:1–4.

Tomasello M, Call J. The role of humans in the cognitive development of apes revisited. Anim Cogn. 2004 Oct;7(4):213–5.

Tomasello M, Carpenter M, Call J, Behne T, Mall H. Understanding and sharing intentions: the origins of cultural cognition. Behav Brain Sci. 2005 Oct;28:675–91.

Tomer R, Denes A, Tessmar-Raible K, Arendt D. Profiling by image registration reveals common origin of annelid mushroom bodies and vertebrate pallium. Cell. 2010 Sep 3;142(5):800–9.

Trinkaus E, Samsel M, Villotte S. External auditory exostoses among western Eurasian late Middle and late Pleistocene humans. PLoS ONE. 2019 Aug 14;14(8).

Trujillo CA, Gao R, Negraes PD, Gu J, Buchanan J, et al. Complex oscillatory waves emerging from cortical organoids model early human brain network development. Cell Stem Cell. 2019 Oct 3;25(4):558–69.e7.

Turkheimer E. Three laws of behavior genetics and what they mean. Curr Dir Psychol Sci. 2000;9:160–4.

Vågerö D, Pinger PR, Aronsson V, van den Berg GJ. Paternal grandfather's access to food predicts all-cause and cancer mortality in grandsons. Nat Commun.2018;11;9(1):5124.

Vaidyanathan G. How have hominids adapted to past climate change? Sci Am. 2010 Apr 13; Available at: https://www.scientificamerican.com/article/hominidsadapt-to-past-climate-change/.

Wang ET, Kodama G, Baldi P, Moyzis RK. Global landscape of recent inferred Darwinian selection for Homo sapiens. PNAS. 2006 Jan 3;103(1):135–40.

Warneken F, Rosati AG. Cognitive capacities for cooking in chimpanzees. Proc Biol Sci. 2015 Jun 22;282(1809).

Washburn S. Ape Into Man; A Study of Human Evolution. Boston, MA: Little, Brown; 1973.

Wicht H, Northcutt RG. Telencephalic connections in the Pacific hagfish (Eptatretus stouti), with special reference to the thalamopallial system. J Comp Neurol. 1998 Jun 1;395(2):245–60.

Wiessner PW. Embers of society: firelight talk among the Ju/'hoansi Bushmen. Proc Natl Acad Sci U S A. 2014 Sep 30;111(39):14027–35.

Wilfred J. Integrative action of the autonomic nervous system: Neurobiology of homeostasis. Cambridge, UK: Cambridge University Press; 2008.

Wilson ML, Boesch C, Fruth B, Furuichi T, Gilby IC, et al. Lethal aggression in Pan is better explained by adaptive strategies than human impacts. Nature. 2014 Sep 18;513:414–7.

Winslow JT, Insel TR. The social deficits of the oxytocin knockout mouse. Neuropeptides. 2002;36(2–3):221–9.

Wobber V, Hare B, Wrangham R. Great apes prefer cooked food. J Hum Evol. 2008 Aug;55(2):340–8.

Wong E, Mölter J, Anggono V, Degnan SM, Degnan BM. Co-expression of synaptic genes in the sponge Amphimedon queenslandica uncovers ancient neural submodules. Sci Rep. 2019 Oct 31;9(1):15781.

Wong, K. Ancient Cave Paintings Clinch the Case for Neandertal Symbolism. Sci Am. 2018 Feb 23; Available at: https://www.scientificamerican.com/article/ ancient-cave-paintings-clinch-the-case-for-neandertal-symbolism1/.

Wrangham RW. Catching fire: how cooking made us human. New York, NY: Basic Books; 2009.

Wrangham RW. The goodness paradox: the strange relationship between virtue and violence in human evolution. New York, NY: Pantheon; 2019.

Wrangham RW, Peterson D. Demonic males: apes and the origins of human violence. Boston, MA: Houghton Mifflin Harcourt; 1996.

Xu K, Schadt EE, Pollard KS, Roussos P, Dudley JT. Genomic and network patterns of schizophrenia genetic variation in human evolutionary accelerated regions. Mol Biol Evol. 2015

May;32(5):1148–60.

Yang X, Dunham Y. Minimal but meaningful: probing the limits of randomly assigned social identities. J Exp Child Psychol. 2019 Sep;185:19–34.

Yerkes R. Almost Human. New York, NY: The Century Co; 1925.

Zanella M, Vitriolo A, Andirko A, Martins PT, Sturm S, et al. Dosage analysis of the 7q11.23 Williams region identifies BAZ1B as a major human gene patterning the modern human face and underlying self-domestication. Sci Adv. 2019 Dec 04;5(12).

Zeng TC, Aw AJ, Feldman MW. Cultural hitchhiking and competition between patrilineal kin groups explain the post-Neolithic Y-chromosome bottleneck. Nat Commun. 2018 May 25;9(1):2077.

Zhou CF, Wu S, Martin T, Luo ZX. A Jurassic mammaliaform and the earliest mammalian evolutionary adaptation. Nature. 2013 Aug 8;500(7461):163–7.

Zimmer C. The Planet Has Seen Sudden Warming Before. It Wiped Out Almost Everything. The New York Times. 2018 Dec 7; Available at: https://www.nytimes. com/2018/12/07/science/climate-change-mass-extinction.html. Accessed 11 February 2020.

图书在版编目（CIP）数据

大脑进化简史 / （美）布雷特·斯特卡著；漆璇，王颖，杨彦译 . — 长沙：湖南科学技术出版社，2024.6
书名原文：A HISTORY OF THE HUMAN BRAIN
ISBN 978-7-5710-2886-2

Ⅰ . ①大… Ⅱ . ①布… ②漆…③王…④杨…
Ⅲ . ①脑科学 Ⅳ . ① R338.2

中国国家版本馆 CIP 数据核字〔2024〕第 090477 号

著作版权登记号：字18-2024-068号

DANAO JINHUA JIANSHI
大脑进化简史

著　　者：[美]布雷特·斯特卡
译　　者：漆　璇　王　颖　杨　彦
出 版 人：潘晓山
总 策 划：陈沂欢
策划编辑：宫　超　责任编辑：李文瑶
特约编辑：张　悦　版权编辑：刘雅娟
营销编辑：王思宇　郑冉钰
装帧设计：李　川
责任美编：彭怡轩
特约印制：焦文献
制　　版：北京美光设计制版有限公司
出版发行：湖南科学技术出版社
地　　址：长沙市开福区泊富国际金融中心40楼
网　　址：http://www.hnstp.com
湖南科学技术出版社天猫旗舰店网址：
　　　　　http://hnkjcbs.tmall.com
邮购联系：本社直销科 0731-84375808
印　　刷：北京华联印刷有限公司
版　　次：2024年6月第1版
印　　次：2024年6月第1次印刷
开　　本：889mm×1194mm　1/32
印　　张：9.75
字　　数：197千字
书　　号：ISBN 978-7-5710-2886-2
定　　价：58.00 元

（版权所有·翻印必究）